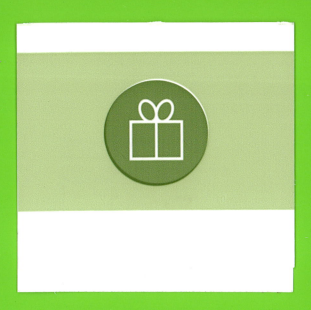

Wohlfühlapotheke

Sassa Marosi / Apothekerin

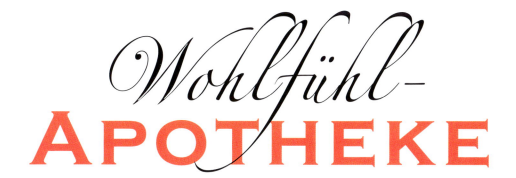

Wohlfühl-Apotheke

Das abendländische Kräuterheilwissen der Frauen

Edition Grüne Erde im Christian Brandstätter Verlag

Wohlfühlapotheke / INHALT

Die Wohlfühl-Apotheke
Das abendländische Kräuterheilwissen der Frauen

9	Einleitung
14	Einige Anmerkungen zu den einzelnen Anwendungen

KAPITEL 1 – Heilerinnen

18	**Wohlfühlen durch Pflanzen und Kräuter**
21	Wohlfühlen: Entschlacken, Entwässern und Entgiften
24	Pflanzen, die entschlackend, entwässernd und „entgiftend" wirken
26	Pflanzen für Blase und Prostata
28	Weitere entwässernde Pflanzen
31	Schlaf und Entspannung
33	Pflanzen für Schlaf und Entspannung
39	Stärken:
45	Kräuter bei Husten und Erkältung
47	Kräuter zur Stärkung von Herz und Kreislauf
50	Kräuter für Magen und Darm
54	*Die alternative Hausapotheke*
55	*Die alternative Hausapotheke nach Indikationen*

KAPITEL 2 – Hebammen

58	**Frauenkräuter, Öle, Tees**
62	Frauenkräuter für die Menstruation
73	Kräuter für Schwangerschaft, Geburt und Stillzeit
81	Öle
83	*Die alternative Hausapotheke für Schwangere*
83	*Die alternative Hausapotheke für Schwangere nach Indikationen*
85	Kräuter für die Stillzeit
90	Abstillen und die ersten Wochen
91	Erkältungen bei Babys und Kleinkindern
95	*Die alternative Hausapotheke für Babys erste Monate*
95	*Die alternative Hausapotheke für Babys nach Indikationen*
97	Kräuter für die Zeit des Wechsels

KAPITEL 3 – Kräuterfrauen

106	**Zauberpflanzen und Hexensalben einst und heute**
108	Sagenhafte Zauberpflanzen
121	Hexensalben

KAPITEL 4 – Pflanzenregister

134	**Pflanzen von Alraune bis Zimt**

Wohlfühlapotheke / Einleitung

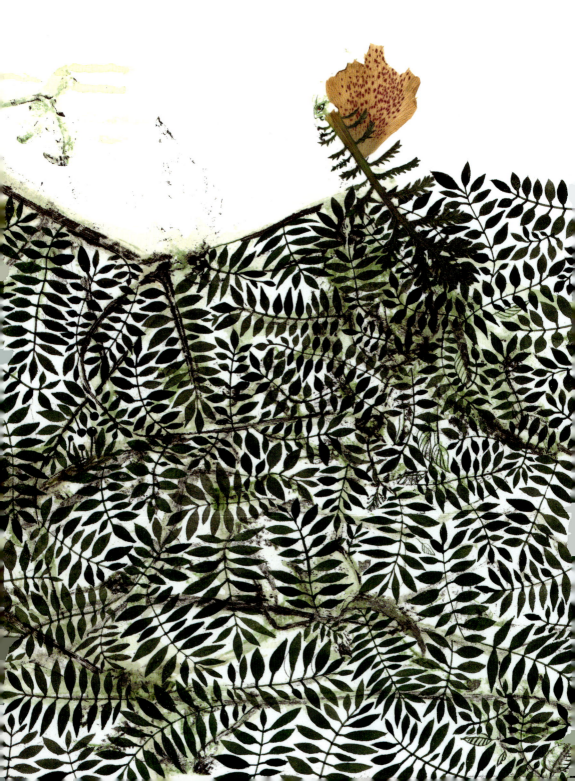

Einleitung

Während meines Pharmaziestudiums begann ich mich immer mehr für Kräuter und alternative Heilmethoden zu interessieren. Besonders die Kombination aus Mythologie und volkskundlicher Anwendung und Wissenschaft machten die Pflanzen für mich so spannend.
Ich erkannte, dass die neuen Errungenschaften der **Pharmakognosie** – die Lehre von den biogenen, also pflanzlichen und tierischen Arzneimitteln und Giftstoffen – gar nicht weit von den traditionellen Anwendungen entfernt waren.
Das einzige Gebiet, das in der gegenwärtigen pharmazeutischen Pflanzenkunde fast komplett ignoriert wird, sind die so genannten **Frauenkräuter**, also Pflanzen und Kräuter, die besonders auf den weiblichen Körper wirken wie Kräuter bei Menstruationsbeschwerden, für Schwangerschaft und Stillzeit. Hier gewinnen die zum Großteil allerdings nicht heimischen Pflanzen gegen Wechselbeschwerden, die Phytoöstrogene – vor allem wegen der kritischen Diskussion rund um synthetische Hormonersatztherapien während der Menopause – immer mehr an Bedeutung. In der Volksheilkunde und von Hebammen werden Frauenkräuter allerdings immer noch häufig angewendet.

Wenn wir von **Hexenkräutern** hören, dann denken wir zuallererst an Rauschdrogen und Flugsalben, aber es steckt viel mehr hinter dem Kräuterwissen der weisen Frauen. Viele Kräuter, die schon immer von den Kräuterfrauen und Schamaninnen angewendet wurden, sind heute noch gut bekannt in der Volks- und Schulmedizin. Manche Pflanzen, wie etwa die Alraune, haben eher in der Volksmagie eine mystische Bedeutung.
Die meisten Pflanzen aber werden erst in den letzten

Wohlfühlapotheke / EINLEITUNG

Jahren auf ihre Wirkungsmechanismen untersucht, obwohl die Volksmedizin sie seit Jahrhunderten kennt und einsetzt, so zum Beispiel das Johanniskraut, die Mistel oder der Holunder.

Heute sind alte Heilpflanzen und auch Rauschdrogen und Giftpflanzen wichtige **Ausgangssubstanzen für Arzneimittel** wie der Schlafmohn und der Fingerhut, die wichtige Schmerz- und Herzmittel liefern.
Wir kennen zum Beispiel die antidepressive Wirkung von Johanniskraut, sie wurde in medizinischen und pharmazeutischen Studien bestätigt. Aber die Geschichten und Legenden rund um das Johanniskraut und seine Namen im Volksmund zeigen, dass es wahrscheinlich immer schon als ein Mittel zur Vertreibung von Depressionen angewendet wurde. Wir wissen, dass es so wirkt, aber wir wissen nicht warum! Die Wissenschaft steht bei der Erforschung der pflanzlichen Inhaltsstoffe noch immer ganz am Anfang, so konnte erst ein geringer Prozentsatz der Inhaltsstoffe aus Pflanzen bis heute isoliert und erforscht werden. Wir nehmen an, dass die Wirkung der meisten Pflanzen nicht nur mit einem bestimmten Inhaltsstoff zusammenhängt, sondern dass die Zusammensetzung der Inhaltsstoffe für die Wirkung verantwortlich ist.
Teezubereitungen aus Kräutern sind daher die beste Methode, um die volle Wirkung einer Pflanze zu erhalten, da hier nur heißes Wasser verwendet wird, um die Inhaltsstoffe zu lösen, und keine anderen Lösungsmittel zugefügt werden, die essentielle Wirkstoffe zerstören könnten.

In alten Zeiten war die Kräuterkunde, das Sammeln, Trocknen, Zubereiten und Anwenden von Kräutern und Heilpflanzen, **Aufgabe der Frauen**. Über die Jahrtausende erwarben sie sich dadurch genaue Kenntnisse über Standort, Wachstumsrhytmus, Wirkung und Anwendung von Pflanzen. Dieses Wissen wurde über Generationen weitergegeben.

Auch heute noch sind es auf dem Land die alten Frauen und Großmütter, die sich mit den volkskundlichen Rezepten und Mythen rund um Heilkräuter auskennen, und sie auch noch immer so anwenden, wie sie seit Jahrhunderten und Jahrtausenden angewendet wurden.

Vor allem die älteren Frauen der Familie wurden als die **Hüterinnen des alten Wissens** angesehen. Sie kannten alle Geheimnisse der Pflanzen und Pflanzengeister und konnten mit ihnen und mit den Ahninnen des Stammes kommunizieren.

So heißt es in der germanischen **Mythologie**, dass der Gott Odin sich als Frau verkleidete, wenn er Heilkräuter sammeln ging, da er in geheimes weibliches Wissen eindrang.

Die kräuterkundige weise Frau wurde bei den verschiedensten germanischen Stämmen als „Hagazussa" bezeichnet, was soviel bedeutet wie das „Weib in der Hecke"; sie wurde auch „Heckenreiterin" genannt. In den nordischen Ländern hieß sie „Zunrita", die Zaunreiterin.

Die Hecke oder der Zaun trennten die kultivierte Welt der Menschen von der wilden Welt, dem Wald, wo die Geister und Götter und auch die Heilkräuter zuhause waren. Sie waren die **Schwelle zwischen Kultur und Natur**. Die weise Frau konnte zwischen diesen Welten wandeln und mit den übernatürlichen Wesen und Kräften der wilden Welt kommunizieren. Dort sammelte sie auch ihre Heilkräuter. Sie war eine Eingeweihte in alte Riten und magisches Wissen. Der Name der weisen Frau war deshalb auch „Hagadise", der „Geist in

Wohlfühlapotheke / EINLEITUNG

der Hecke". Als Disen bezeichneten die germanischen Völker die Clanmütter, die weiblichen Ahninnen, die am Schicksal des Stammes woben und ihm mit Rat und Schutz beistanden. Mit der Hecke konnte auch der Holunderbusch gemeint sein, der immer in der Nähe eines Hauses wuchs und der als Sitz der Ahnen galt. Daher galt die Göttin Holle oder auch Elhorn, eine germanische Göttin, die über das Leben und den Tod gebietet, als Herrin der Disen. Die Frau Holle aus dem gleichnamigen Märchen ist ein Relikt dieser uralten großen Göttin. Aber auch Freya, die germanische Göttin der Liebe und Sexualität wurde als Dise bezeichnet.

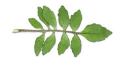

In der modernen Medizin unserer urbanen Gesellschaft spielen Heilpflanzen leider meist keine sehr große Rolle mehr. Im Gegensatz dazu boomen die alternativen Heiltraditionen aus den asiatischen Kulturkreisen wie TCM, die traditionelle chinesische Medizin, und Ayurveda, die indische Heiltradition. Doch auch in unserer abendländischen Kultur haben Heilkräuter eine lange Tradition. Ihre Anwendung ist so alt wie die Menschheit selber. Leider wurde ein Großteil unserer Heilkräutertradition im Zuge der Hexenverfolgung in der frühen Neuzeit mit den weisen Frauen ausgelöscht. Das Wissen existiert noch, aber es muss wieder ausgegraben und neu entdeckt werden. Wir besinnen uns wieder auf unsere **Wurzeln der abendländischen Heilkunst.**

Wir können davon ausgehen, dass **die weisen Frauen** viel über Heilkräuter, ihre Wirkungen und Anwendungen wussten. Vieles von ihrem Wissen ist inzwischen von der Wissenschaft bestätigt worden. Bei vielen Pflanzen wurden Wirkungen und Inhaltsstoffe bis heute nur ansatzweise erforscht. Heilpflanzen geben der modernen Wissenschaft noch immer Rätsel auf, so wie sie schon zur Zeit der weisen Frauen, Respekt, Ehrfurcht und auch Furcht hervorriefen.

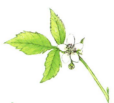

Die Kräuterheilkunde, die ich anwende, nenne ich **Hexenmedizin**, das bedeutet die ganzheitliche Beschäftigung mit den Kräutern. Sie verbindet die wissenschaftlichen Erkenntnisse mit der traditionellen Anwendung in der abendländischen Kultur und der Mythologie. Dazu gehört auch die rituelle und magische Anwendung der Kräuter – die Kräutermagie, wie sie von den weisen Frauen, den abendländischen Schamaninnen, seit Jahrhunderten praktiziert wurde. Kräuter und Öle, Salben, Räucherungen, Bäder und Kräuteramulette führen unseren Körper und unsere Seele auf sanfte Weise zu mehr **Wohlbefinden**. Diese wunderbaren Heilkräften der Natur und der abendländischen Magie unserer Vorfahrinnen sollten wir nutzen und in unser Leben und in unseren Alltag integrieren.

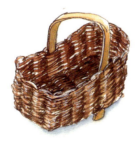

Wohlfühlapotheke / Einleitung

Einige Anmerkungen zu den einzelnen Anwendungen

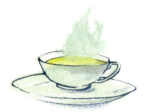

Tees: Kräuter, Blüten und Blätter – also die oberirdischen Teile einer Pflanze – und auch Mischungen daraus werden am besten als Aufguss, auch Infus genannt, zubereitet. Dazu nimmt man pro Tasse einen gehäuften Teelöffel Kraut oder Kräutermischung und pro Kanne einen Esslöffel. Am besten eignet sich ein Stoffsieb oder ein Siebeinsatz aus Glas oder Porzellan; kein Metall verwenden! Die Kräuter mit frisch gekochtem Wasser übergießen, den Tee 10–15 Minuten ziehen lassen und abseihen. Der Tee kann mit Honig gesüßt und heiß oder auch kalt getrunken werden.

Rinden- und Wurzelstücke sollten als Abkochung (Dekokt) zubereitet werden. Dazu lässt man cirka 20–40 g getrocknetes oder frisches, klein geschnittenes Pflanzenmaterial 20–30 Minuten köcheln. Danach seiht man durch ein Sieb (nicht Metall) oder Tuch ab.

Cirka drei Tassen Kräutertee sollten täglich getrunken werden, um eine gute Wirkung zu erzielen.

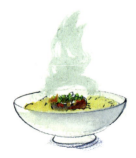

Räucherungen: Bei Räucherungen entfalten die Kräuter ihre wertvollen Wirkstoffe über den Rauch. Für eine Räucherung vermischt man die verschiedenen Kräuter fein zerkleinert im Mörser. Es gibt die verschiedensten **Räuchergefässe** zu kaufen; wichtig ist, dass sie feuerfest – also entweder aus gebranntem Ton oder Keramik oder aus Messing – sind. Wenn man mit **Räucherkohle** arbeitet, gibt man am besten Sand in die Räucherschale, so wird die Schale nicht heiß und kann auch leicht in die Hand genommen werden, um Räume oder Personen zu räuchern.
Will man nicht mit Kohle räuchern, empfehlen sich Räuchergefäße mit einem Metallgitter, bei sehr feinem Räucherwerk kann auch ein Stück Alufolie auf das

Gitter gelegt werden, darunter wird eine Kerze angezündet. Beim Räuchern mit Kohle ist es wichtig, nach dem Anzünden der Kohle solange zu warten, bis der Rand der Kohle weiß wird. Wird das Räucherwerk zu früh auf die Kohle gelegt, verbrennt es zu schnell und riecht auch verbrannt; ist die Kohle schon weiß, verbrennen die Kräuter sanfter und können ihr Aroma besser entfalten.

Ätherische Öle: Für die **Duftlampe** verwendet man die reinen ätherischen Öle. Diese sind nicht fettend und verdampfen vollständig. Es sollte darauf geachtet werden, nur hundert Prozent reine und biologische Öle zu verwenden.

Ätherische Öle sind **hautreizend** und dürfen daher nie direkt auf die Haut aufgetragen werden. Für Bade-, Massage- oder Körperöle werden sie am besten mit einem neutralen natürlichen Pflanzenöl vermischt. Hierfür eignet sich zum Beispiel Jojobaöl, Mandelöl, Aprikosenkernöl, Wildrosenöl (Hagebuttenöl), Sesamöl und Nachtkerzenöl. Citrusöle und Zimtöl sind besonders hautreizend.

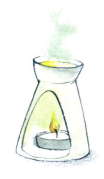

Als Grundregel gilt: Basis-, Herz- und Kopföle zusammenmischen! Ätherische Öle von Zitrusfrüchten entfalten ihr Aroma sehr rasch, es verdampft aber auch schnell, daher gilt: 10 Tropfen auf 100 ml Pflanzenöl. Ätherische Blütenöle wie Rose oder Jasmin sind sehr intensiv, daher reicht meist ein bis drei Tropfen auf 100 ml Pflanzenöl aus. Von den ätherischen Ölen von Hölzern und Kräutern nimmt man cirka drei bis fünf Tropfen auf 100 ml Pflanzenöl. Ätherische Öle können auch als Zusatz für Badesalze mit Totem Meersalz gemischt werden. Auch andere Emulgatoren wie Milch und Schlagobers lassen sich mit ätherischen Ölen vermischen und können als Zusatz für ein hautpflegendes Bad verwendet werden.

KAPITEL **1**

Heilerinnen

Wohlfühlen durch Pflanzen und Kräuter

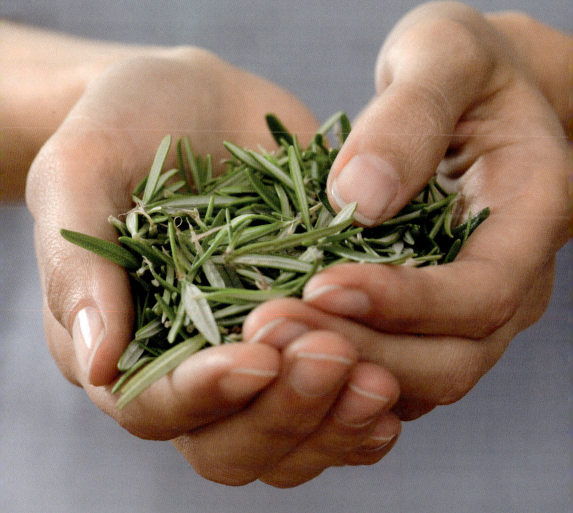

Heilerinnen / Einleitung

Wohlfühlen durch Pflanzen und Kräuter

„Alles was ich weiss, habe ich von den weisen Frauen gelernt." *Überlieferter Spruch des Paracelsus*

Heilerinnen und Hebammen genossen bis ins ausgehende **Mittelalter** hinein bei der Bevölkerung hohes Ansehen. Etwa im 13. Jahrhundert begann die Verdrängung der Frau als Heilerin, da sich zu dieser Zeit der Arzt als eigener Berufsstand entwickelte. Ärzte mussten zuerst ein Theologiestudium und dann ein Medizinstudium ablegen. Frauen aber blieben von einem Universitätsstudium ausgeschlossen, sie durften nicht mehr als Heilerinnen arbeiten und wurden als Kurpfuscherinnen und Hexen bezeichnet. Wo noch im frühen Mittelalter Frauen der Zunft der Heilerinnen vorstanden, wurden sie nun aus dieser Berufsgruppe verdrängt und ihnen schließlich per Gesetzt das Heilen untersagt.

Es war allerdings schwer, dieses Gesetz auch durchzusetzen, da einigen wenigen Ärzten eine große Anzahl von Heilerinnen gegenüberstand. Außerdem behandelten Ärzte meist nur die Oberschicht, während die ärmere Bevölkerung weiterhin die Dorfheilerin aufsuchte. Die männlichen Ärzte hatten auch keine genauen Kenntnisse über den weiblichen Körper, da dies gegen die **Moral der Kirche** verstieß. Es waren daher immer noch die Frauen, die sich in der weiblichen Anatomie, in der Geburtshilfe und bei den Heilpflanzen auskannten. Für lange Zeit blieben sie die Vertrauten und Verbündeten der Frauen. Sie wussten, welche Pflanzen wann geerntet und getrocknet werden mussten, sie bereiteten Arzneien zu und verabreichten sie, und sie kannten die richtigen Rituale und wussten über die Magie Bescheid, die notwendig war, damit die Kräuter ihre ganze Heilkraft entfalten konnten. Allerdings wurden hohe Geldstrafen und sogar Gefängnishaft für alle Frauen verhängt, die beim Heilen erwischt wurden. Zur Zeit der **Hexenverfolgung** schließlich konnte das Ausüben von Kräuterheilkunde für eine Frau sogar das Todesurteil bedeuten.

Ihre Arbeit wurde somit in den **Untergrund** gedrängt und ihr Wissen um Pflanzen, vor allem um Pflanzen in der Geburtshilfe, wurde als vom Teufel gegeben kriminalisiert. Die Ärzteschaft praktizierte hauptsächlich mit dem Segen Gottes und der heiligen katholischen Kirche, versagte ein Arzt und konnte eine Heilerin den Patienten retten, war sie eine Hexe und ihre Künste konnten nur vom Teufel selbst stammen. Starb allerdings eine Gebärende oder das Baby bei der Geburt, so hatte die Hebamme das Kind geopfert und sie wurde ebenfalls als Hexe zur Verantwortung gezogen.

Die **Macht des Heilens** und damit die Kontrolle über Medizin, Pharmakologie, Therapie und letztendlich auch über die Geburtshilfe und Geburtenregelung lagen damit in den Händen der Kirche. Die Medizin des späten Mittelalters arbeitete mit der Kirche Hand in Hand, so musste meistens ein Priester anwesend sein oder zumindest zu Rate gezogen werden, wenn ein Arzt praktizierte, und es durfte auch kein Patient behandelt werden, der die Beichte verweigerte.

Die Gynäkologie blieb noch ein paar Jahrhunderte in den Händen der Frauen, schon alleine deshalb, weil kein Mann eine nackte Frau untersuchen durfte. Gegen Ende des 17. Jahrhunderts war auch die Hebamme zur Handlangerin des Arztes degradiert und die heilkundige Frau fast ganz verschwunden. Diese Kluft zwischen Ärzten und Hebammen bestand und besteht bis in unsere Zeit hinein. Erst in den letzten Jahren bekam die Hebamme wieder die Aufmerksamkeit in der Geburtshilfe, die ihr zusteht. Die Heilerin und Kräuterfrau sorgte für das Wohl der Gemeinschaft, sie wurde um Rat gefragt und die Menschen vertrauten ihr. Sie war mehr als nur Heilerin im medizinischen Sinn, sie

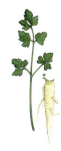

betrachtete die Menschen ganzheitlich und kümmerte sich ebenso um die seelischen wie um die körperlichen Schmerzen.

Gegen fast alle Leiden ist ein Kraut gewachsen, heisst es.

Räucherung Wohlfühlen
je 1/2 Teelöffel:
Ingwer, Lavendelblüten, Rosenblütenblätter, Orangenblüten, Myrrhe, Holunderblüten, Wacholderholz.

In der europäischen Tradition kennen wir eine ganze Menge von Pflanzen, die für unser körperliches und geistiges Wohlbefinden sorgen können. Oft können wir schon im Vorfeld viele Krankheiten oder Beschwerden vermeiden, wenn wir uns um das Wohl unseres Körpers und Geistes kümmern. Unser Körper und unsere Seele reagieren auf verschiedenste Art und Weise auf Belastungen und Überbeanspruchungen. Wenn wir also Raubbau mit unseren Kräften betreiben, fördern wir das Ausbrechen von Krankheiten oder Störungen unseres körperlichen und seelischen Gleichgewichts. Wenn unser Immunsystem, unsere Abwehrkräfte geschwächt sind und unser Körper und unsere Seele aus dem Gleichgewicht, sind wir anfälliger für Erkrankungen wie Magen- und Darmbeschwerden, Hauterkrankungen, Allergien, Ekzeme und Neurodermitis, Fieber und Erkältungen, Schlafstörungen und so weiter.

Entschlacken, entwässern und Entgiften

Vor allem im Frühjahr haben wir oft das Bedürfnis, uns einer Entschlackungs- oder Entwässerungskur zu unterziehen. Nach einem langen Winter mit mehr oder weniger gesunden Ernährungsgewohnheiten wollen wir unseren Körper reinigen und vielleicht auch wieder das eine oder andere Kilo loswerden. Eine Kur mit entschlackenden Kräutern kann ein guter Start für eine sinnvolle Diät sein. Stoffwechsel und Verdauung werden wieder reguliert, Leber und Nieren „gereinigt". Aber auch bei Hautunreinheiten und Hauterkrankungen wie Akne, Ekzemen und Allergien, oder bei längeren Arzneimittelkuren können „entgiftende" Pflanzen wirksam sein, um die schädlichen Substanzen schneller aus dem Körper zu transportieren und wieder ein Gleichgewicht herzustellen.

Entschlackungstee (Frühlingstee)	
Birkenblatt	20 g
Löwenzahnwurzel	20 g
Brennessel	10 g
Mariendistel	10 g
Ringelblume	10 g
Zinnkraut	15 g

Die **Begriffe** „entschlacken" und „entgiften" sind nicht wissenschaftlich und sehr umstritten, da es so etwas wie „Schlacken" medizinisch gesehen nicht gibt und auch keine wirkliche Entgiftung stattfindet. Ich finde die Bezeichnungen trotzdem passend, da es sich subjektiv so anfühlt, als würden wir unsere „Schlacken" wegspülen und unseren Körper entgiften. Die Bezeichnung „Blutreinigungstee" wurde inzwischen aus dem pharmazeutischen Wortschatz gestrichen, da diese Pflanzen in keiner Weise blutreinigend wirken. Wenn sich in alten Büchern noch diese Benennung findet, dann entspricht das heute einem Entschlackungstee.

In **Entschlackungstees** findet sich meist eine Mischung aus Pflanzen, die über die Leber wirken und über den Darm, das heißt sie wirken „entgiftend" – da die Leber das „Entgiftungsorgan" des Körpers ist –, und leicht abführend, um den Darm zu reinigen und den Stoffwechsel wieder in Gang zu bringen. **Entwässerungstees** hingegen enthalten Pflanzen, die über die Nieren und die Blase wirken, sie „spülen" Nieren und Blasen

Heilerinnen / Entschlacken / Kräuter

und helfen bei Wasseransammlungen im Körper, vor allem in den Händen und Beinen.

Entschlackungs- und Entwässerungstees sollten nie ständig getrunken werden, da die betreffenden Organe bei längerer Anwendung belastet werden, sondern immer nur als Kur über einen kurzen Zeitraum, maximal vier Wochen lang. Während der **Schwangerschaft** dürfen keine Entwässerungs- oder Entschlackungstees getrunken werden (mehr dazu siehe im Kapitel über Hebammen).

Entschlacken und entgiften

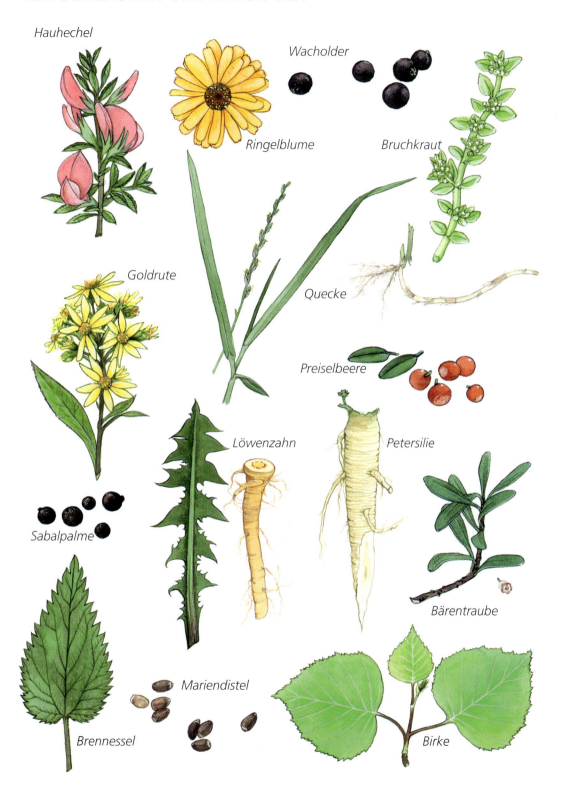

KRÄUTER, die entschlackend, entwässernd und „entgiftend" wirken

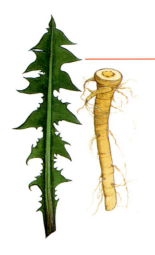

Löwenzahnblatt und -wurzel

Der Löwenzahn ist Bestandteil vieler Entschlackungstees. Verwendet werden sowohl die Wurzel wie auch die Blätter. Der Löwenzahn fördert die Ausscheidung über Leber und Nieren und regt deren Aktivität an, er hat daher auch eine positive Wirkung auf Gicht und rheumatische Erkrankungen. Außerdem stärkt der Löwenzahn das Bindegewebe.

Löwenzahn wirkt **stoffwechselanregend** und hilft bei Gallenproblemen, Völlegefühl und Verdauungsbeschwerden. Er fördert das allgemeine Wohlbefinden und stärkt den Körper.

Der Löwenzahn gilt als **entgiftende Pflanze**, da er den Körper über Niere und Leber „reinigt".

Löwenzahn wird vor allem auf dem Land auch als Salat gerne gegessen.

Die rohen Stängel können bei Kindern leichte Vergiftungen auslösen.

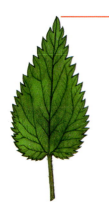

Brennnesselkraut, Birkenblatt

Bei der Brennnessel wird das Kraut, also alle oberirdischen Bestandteile der Pflanze ohne die Wurzel, verwendet, während bei der Birke nur die getrockneten Blätter als Arzneidroge angewendet werden.

Beide wirken entwässernd und **„spülen" die Nieren**. Die Wirkung zeigt sich schon nach wenigen Tassen durch einen verstärkten Harndrang.

Brennnessel wird auch bei Prostatabeschwerden mit Schmerzen beim Harnlassen eingesetzt, da sie die Harnmenge und Harnsäureausscheidung steigert.

Diuretika helfen durch ihre entwässernde Wirkung allgemein bei Rheuma und Gicht, Gallen- und Leberbeschwerden, sie dürfen aber nicht bei Wasseransammlungen (Ödemen) infolge von eingeschränkter Herz- oder Nierenfunktion angewendet werden.

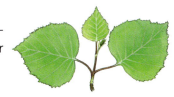

Mariendistel

Verwendet werden die Früchte der Mariendistel. Sie sind ein guter Leberschutz, das heißt Mariendistel kann vorbeugend genommen werden, um eine Schädigung der Leber zu vermeiden, vor allem, wenn die Leber durch frühere Lebererkrankungen, bei hohem Alkoholkonsum oder aufgrund erblicher Vorbelastung schon angegriffen ist.

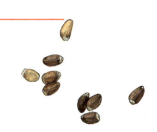

Die Mariendistelfrüchte haben aber auch eine regenerierende **Wirkung auf die Leber** und können daher bei allen Lebererkrankungen zur Verbesserung der Leberwerte angewendet werden. Bei der so genannten Fettleber und auch bei Leberentzündungen ist die Mariendistel sehr wirksam.

Mariendistelfrüchte können als Tee regelmäßig getrunken werden, es gibt sie auch in Tablettenform im Handel.

Ringelblume

Die Ringelblume wird meistens als Salbe oder auch als Öl zur Wundheilung und bei empfindlicher Haut verwendet.

Als Tee getrunken, hat die Ringelblume einen positiven Effekt auf unreine Haut, sie **reinigt und „entgiftet" die Haut** von innen heraus und kann damit helfen, Hautproblemen wie Akne, Neurodermitis und Ekzeme zu bessern.

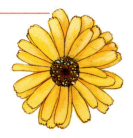

KRÄUTER für Blase und Prostata

Eine **benigne Prostatahyperplasie** ist eine gutartige Prostatavergrößerung und kann im Gegensatz zu einer malignen, also einer bösartigen Prostatavergrößerung, sehr gut mit Arzneipflanzen behandelt werden.
Dazu zählen der Arzneikürbis, der in Form von Tabletten regelmäßig eingenommen wird; die Sägepalme, deren Früchte als Tee oder in Tablettenform verwendet werden, und andere Pflanzen, die stärkend auf Nieren, Prostata und Blase wirken. Es sollte aber unbedingt abgeklärt werden, ob es sich um eine gutartige oder eine maligne, eine bösartige Prostatahyperplasie handelt!

Prostatatee	
Brennessel	20 g
Schachtelhalmkraut	20 g
Bärentraubenblatt	20 g
Sabalfrüchte	20 g

Vor allem Frauen neigen bei kaltem und nassem Wetter dazu, sich sehr leicht eine **Blasenentzündung** zu holen. Viele haben genug von ständigen Antibiotikakuren, die wieder zu neuen Beschwerden wie **Vaginalpilzen** oder **Durchfall** führen. Auch hier kann mit Heilkräutern geholfen und Beschwerden gelindert werden.
Ist die bakterielle Infektion allerdings zu weit fortgeschritten, treten starke Schmerzen beim Harnlassen auf oder ist Blut im Harn, sollte unbedingt ein Arzt aufgesucht werden.

Tee bei Blasenentzündung	
Bärentraubenblätter	20 g
Goldrutenkraut	20 g
Bruchkraut	20 g
Sabalfrüchte	10 g
Birkenblätter	20 g

Bärentraubenblatt

Die Bärentraube war schon im Mittelalter als Heilpflanze bekannt. Die Blätter werden vor allem bei akuten Blasenentzündungen und Prostatabeschwerden als Tee getrunken. Wobei sie in kaltem Wasser cirka zwölf Stunden angesetzt und dann leicht erwärmt werden sollten. Bei zu langem Kochen lösen sich die enthaltenen Gerbstoffe und führen zu Magenbeschwerden und Verstopfung. Sie gilt als **Desinfektionsmittel** und „Entgiftungskraut" der Nieren, der Blase und der ableitenden Harnwege. Da die Wirkstoffe der Bärentraube nur bei alkalischem Milieu des Harns wirken können, muss besonders auf die Ernährung geachtet werden, bzw. empfiehlt es sich, zusätzlich ein Basenpulver einzunehmen.

Sabalfrüchte

So werden die Früchte der Sägepalme auch genannt. Sie wurden schon von den nordamerikanischen Indianern als Heilpflanzen verwendet. Die Sägepalme ist keine heimische Pflanze, aber sie ist neben dem Kürbis eines der besten pflanzlichen Heilmittel bei gutartiger Prostatavergrößerung. Sie wirkt **antiandrogen** – also hemmend auf die männlichen Sexualhormone –, aber auch **östrogen und anabol**, weswegen sie trotzdem auch bei Impotenz verwendet wurde. Sabalfrüchte können auch bei Beschwerden während der Wechseljahre eingesetzt werden.

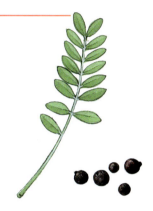

Preiselbeeren

Preiselbeeren haben eine sehr gute Wirkung bei **Blasenentzündungen** und werden vor allem auch vorbeugend angewendet, um häufig wiederkehrende Blasenentzündungen zu vermeiden. Sie besitzen aber auch eine antibakterielle Wirkung.
Eine längere Kur mit Preiselbeertabletten oder Preiselbeersaft kann die Blase stärken und das Wiederkehren einer Blasenentzündung verhindern. Als Teedroge wird die Preiselbeere allerdings nicht verwendet.

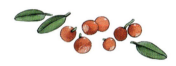

Weitere entwässernde KRÄUTER

Die folgenden Pflanzen haben eine **stark diuretische Wirkung** und werden vor allem zur Entwässerung und bei Blasenentzündungen eingesetzt.
Sie sind während der gesamten Schwangerschaft kontraindiziert.

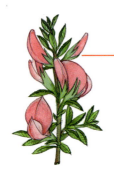

Hauhechel
Die Hauhechelwurzel wurde schon im Altertum als Arzneipflanze genützt. Sie wirkt entwässernd und „entgiftend" und wird daher bei Wasseranstauungen im Körper, bei Nieren- und Blasenbeschwerden, bei unreiner Haut, Ausschlägen und Ekzemen angewendet.

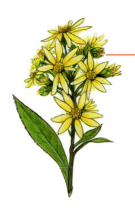

Goldrute
Goldrutenkraut wirkt vor allem bei Nieren- und Blasenentzündungen und Hauterkrankungen aufgrund seiner guten harntreibenden und entzündungshemmenden Wirkung auf die ableitenden Harnwege. In der Volksheilkunde wurde die Goldrute auch bei Magen- und Darmbeschwerden bei Kindern eingesetzt.

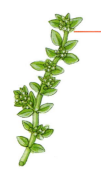

Bruchkraut
Das Bruchkraut ist eine ganz unscheinbare Pflanze, die leicht übersehen wird. Wahrscheinlich hat sie deswegen in der letzten Zeit an Bedeutung verloren, was allerdings nicht ihre wunderbare Wirkung auf Blase und Nieren schmälert. Da das Bruchkraut vor allem krampflösend auf die ableitenden Harnwege wirkt,

kann es die krampfhaften Schmerzen beim Wasserlassen lindern und empfiehlt sich besonders in Kombination mit stärker harntreibenden und desinfizierenden Kräutern.

Graswurzel

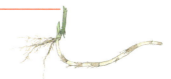

Die Graswurzel ist besser bekannt als Quecke. Ähnlich wie der Schachtelhalm enthält sie viel Kieselsäure. Sie galt früher als „Blutreinigungsmittel". Tatsächlich wirkt die Graswurzel entwässernd und entschlackend und wird daher bei Blasen- und Harnwegsentzündungen erfolgreich eingesetzt. Sie ist aber auch ein gutes Mittel gegen Hautunreinheiten. In der Volksmedizin wird die Quecke gegen eine Vielzahl von Beschwerden angewendet, so zum Beispiel auch bei Lungenleiden, Magen- und Darmerkrankungen, Rheuma, Gicht und Menstruationsbeschwerden.

Entgiftender Tee bei Hautunreinheiten

Brennessel	*10 g*
Ringelblumenblüten	*10 g*
Ingwer	*20 g*
Hauhechelwurzel	*10 g*
Graswurzel	*10 g*
Löwenzahnwurzel	*10 g*
Löwenzahnblatt	*10 g*

Petersilienwurzel

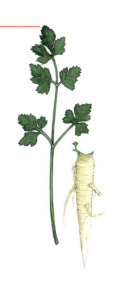

Die Petersilie wurde schon in der Antike als harntreibendes Mittel und als Gewürz zur Anregung der Verdauung beschrieben.

Aber auch zur Einleitung der Menstruation und als Abtreibungsmittel wurde sie verwendet. Wie viele stark entwässernde, aber auch stark abführende Pflanzen kann sie zu Kontraktionen des Uterus und damit zu einem Abort führen.

In Rom war die Petersilie der Persephone, der Göttin der Unterwelt geweiht und wurde im Totenkult verwendet.

Vor allem die Wurzel, aber auch die Samen und die Blätter haben eine stark harntreibende Wirkung, sie fördern die Ausscheidung von Giftstoffen, die zu Gelenksentzündungen führen, über die Niere und werden daher bei Rheuma, Gicht und Arthritis eingesetzt.

Heilerinnen / Kräuter entschlacken

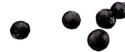

Wacholderbeeren

Wacholderzweige wurden früher in vielen Kulturen geräuchert, um vor bösen Geistern zu schützen. Der Wacholder galt als Schutz- und Heilkraut. In der indianischen Medizin wurde das Wacholderholz als Heilmittel, als Schutz vor dem Bösen, für Meditationen und Trancereisen geräuchert.

Die Beeren des Wacholders sind stark harntreibend und antiseptisch, daher werden sie bei Blasenentzündungen erfolgreich eingesetzt.

Der Wacholder wirkt auch positiv bei Magenbeschwerden wie Koliken und Blähungen und bei Verdauungsbeschwerden und ist daher ein beliebtes Gewürz.

Wacholderbeeren – und ebenso Wacholderbeerenöl – fördern die Menstruation und sind daher während der Schwangerschaft kontraindiziert.

Ätherisches Wacholderbeerenöl hat eine besonders gute entschlackende und entwässernde Wirkung, als Zusatz in Massageölen und Badeölen kann es zur Straffung des Bindegewebes, zu Entschlackung und gegen Cellulitis eingesetzt werden.

Straffendes Massageöl

20 ml Jojobaöl
25 ml Weizenkeimöl
5 ml Nachtkerzenöl
5 Tropfen ätherisches Wacholderbeerenöl
3 Tropfen Rosmarinöl
10 Tropfen Lemongrasöl
10 Tropfen Grapefruitöl

Achtung: Ätherische Öle können hautreizend wirken und Allergien auslösen, daher dürfen sie nie direkt auf die Haut aufgetragen werden, sondern immer nur mit einem pflanzlichen Öl vermischt! Vor allem die Citrusöle und Zimtöl können Hautreizungen hervorrufen.

Schlaf und Entspannung

Gerade in unserer heutigen Gesellschaft nehmen Schlafstörungen, stressbedingte Erkrankungen, Depressionen und Immunschwächekrankheiten rapide zu. Das Bedürfnis nach erholsamem Schlaf und Entspannung ist daher sehr groß. Durch den alltäglichen Stress sind wir oft ausgelaugt, können unsere Gedanken, die schon bei der Terminplanung des nächsten Tages sind, nicht abschalten und haben Probleme beim Einschlafen. Schlaf ist allerdings wichtig für unser Immunsystem. Ohne ausreichend erholsamen Schlaf kann sich unser Körper nicht regenerieren und ist den Anforderungen des Alltages nicht gewachsen. Im Schlaf und in unseren Träumen verarbeiten wir die Erlebnisse des Tages.

Anders als in anderen Kulturen, in denen die Kunst der Entspannung, sei es durch Meditation, Yoga oder Tai-Chi, kultiviert wurde und wird, kennen wir meist keine Rituale, mit denen wir uns entspannen und vom Stress des Alltags erholen können.

Sich Zeit zu nehmen für ein entspannendes Bad, eine Massage oder zum Teekochen und Teetrinken, kann ein Ritual sein, das gegen Stress und Nervosität und beim Einschlafen hilft. Auch Räuchern ist ein Ritual, dass unseren Geist und unsere Seele berührt und auf eine Reise in andere Welten mitnehmen kann. Wir sind es gewohnt, gegen jede Beschwerde eine Tablette einzuwerfen. Heilkräuter, ob als Tee, als Räucherung oder Aromatherapie angewendet, zwingen uns, uns mit uns selber und unseren Beschwerden auseinanderzusetzen und fördern die Selbstheilungskräfte unseres Körpers. Wir lernen wieder auf unseren Körper und seine Bedürfnisse zu hören.

Süße-Träume-Tee

Lavendelblüten	*20 g*
Hopfen	*10 g*
Melisse	*10 g*
Rosenblüten	*20 g*
Passionsblume	*20 g*

Schlaf und Entspannung

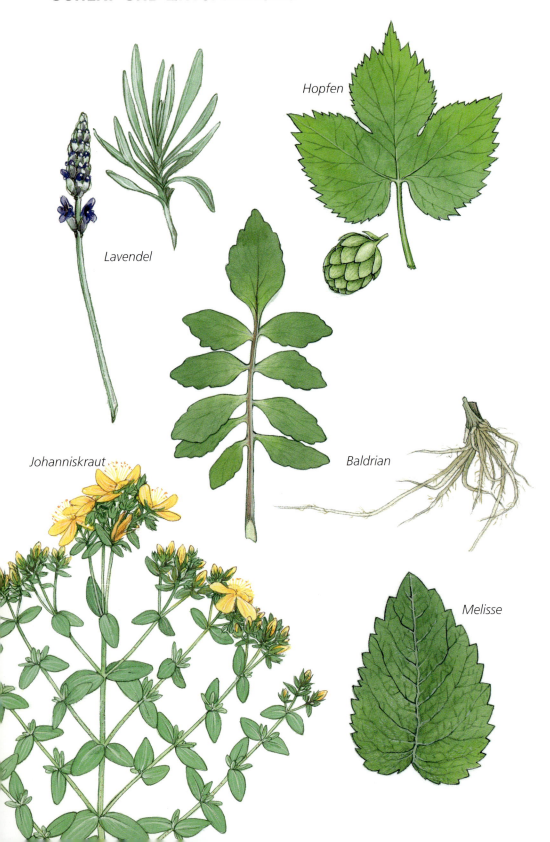

PFLANZEN für Schlaf und Entspannung

Der Vorteil von Pflanzen, die gegen Stress, Nervosität und Schlafstörungen eingesetzt werden, ist, dass sie eigentlich nicht müde machen. Sie helfen bei Schlafproblemen, indem sie entspannend wirken. Die meisten Menschen leiden nicht an Schlaflosigkeit, weil sie nicht müde sind – im Gegenteil: Oft sind sie sehr müde und können trotzdem nicht einschlafen, weil sie nicht abschalten und sich entspannen können. Durch die **entspannende Wirkung** dieser Pflanzen gleiten wir wie von selbst in den Schlaf. Daher eignen sich pflanzliche Mittel auch als Beruhigungsmittel bei Stress, Nervosität und Angstzuständen am Tag, zum Beispiel im Büro, bei Begräbnissen und Hochzeiten oder vor Prüfungen.

Baldrian, Hopfen, Melisse

Diese drei Heilpflanzen werden sehr oft in Kombination **bei Stress und Schlafproblemen** eingesetzt. Sie können als Tee getrunken werden, aber es gibt sie auch in Tablettenform im Handel.

Die Wurzeln des **Baldrians** haben eine sehr gute beruhigende und schlaffördernde Wirkung, allerdings sind sowohl der Geruch wie auch der Geschmack gewöhnungsbedürftig und werden von den meisten Menschen als eher unangenehm empfunden. Baldrian kann als Tee oder auch als Tinktur angewendet werden. Es gibt auch unzählige Baldrianpräparate in Tablettenform in der Apotheke. Auf jeden Fall sollten es immer Produkte aus Baldrianextrakt sein, da die Mischung der Inhaltsstoffe die Wirkung ausmacht. Lange hat man versucht herauszufinden, welche Inhaltsstoffe für die beruhigende Wirkung verantwortlich sind. Doch bis heute ist der Wirkmechanismus des Baldrians ungeklärt.

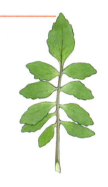

Die **Hopfen**zapfen werden vor allem in Kombination mit anderen beruhigenden Kräutern eingesetzt. Ver-

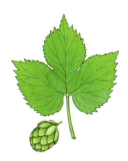

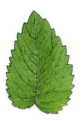

**Entspannungsbad
(Wohlfühlbad)**

*50 ml Aprikosenkernöl und
50 ml Jojobaöl
5 Tropfen Lavendelöl äther.
2 Tropfen römische Kamille
äther.
10 Tropfen Orangenöl äther.
5 Tropfen Sandelholz äther.*

wendet werden die weiblichen Blüten. Hopfen wird selten alleine angewendet, aber er kann sehr vielen Teemischungen beigemischt werden, wenn es sich um nervöse Beschwerden handelt, so zum Beispiel bei Magentee, Wechseltee, Herztee und anderen Teemischungen.

Die **Melisse** ist eine sehr vielseitig verwendbare Heilpflanze, als Tee getrunken, hat sie wunderbare beruhigende und stresslindernde Eigenschaften. Aufgrund ihrer milden Wirkung und des angenehmen zitronigen Geschmacks eignet sie sich sehr gut als beruhigende Komponente in Tees für die Wechseljahre, für Schwangere, Kinder und Babys.

Ätherisches Melissenöl kann als Zusatz in entspannenden Massage- und Badeölen verwendet werden. Allerdings ist echtes Melissenöl sehr teuer und wird oft mit indischer Melisse verwechselt, die allerdings dem Lemongras entspricht. Der Duft ist zwar ebenfalls sehr angenehm, aber die Wirkung ist nicht dieselbe.

In den letzten Jahren wurde die **antivirale Wirkung** der Melisse von der Wissenschaft bestätigt. Sie wird daher in Salben gegen Lippenherpes verwendet.

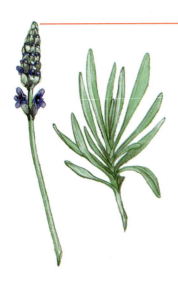

Lavendel

Die meisten Menschen lieben den Duft von Lavendelblüten. Der Lavendel ist eine ganz besondere Heilpflanze. Er streichelt unsere Seele, wirkt **entspannend und beruhigend**.

Die Blüten des Lavendel eignen sich besonders gut für Babys, Kinder und Schwangere. Lavendel als Tee getrunken, oder die getrockneten oder frischen Blüten, die man über das Bett hängen oder ins Kopfkissen nähen kann, lassen Babys und Kinder entspannt einschlafen und schenken ihnen erholsame Träume.

Im Volksglauben gilt der Lavendel als Schutzkraut, er soll vor Dämonen und bösen Geistern schützen und vor Albträumen.

Ätherisches Lavendelöl entfaltet sowohl in der Duft-

lampe wie auch in Bade- oder Massageölen seine entspannende Wirkung.
Lavendel wirkt **antiseptisch und antibakteriell**. Die Blüten werden in reinigenden Räuchermischungen verwendet.
Ätherisches Lavendelöl dagegen wird bei leichten Verbrennungen, Sonnenbrand und Entzündungen direkt auf die Haut aufgetragen.
Es lindert Kopfschmerzen, Muskelverspannungen und hilft bei Insektenstichen; außerdem vertreibt der Geruch von Lavendel Motten und andere Insekten.
Es gibt verschiedene Lavendelqualitäten, die besten Blüten kommen aus der französischen Provence aus kontrolliert biologischem Anbau.

> **Massageöl Entspannung**
> *50 ml Aprikosenkernöl und 50 ml Jojobaöl*
> *5 Tropfen Lavendelöl äther.*
> *10 Tropfen Orangenschalenöl äther.*
> *2 Tropfen Orangenblütenöl (Neroli) äther.*
> *2 Tropfen Ylang-Ylangöl äther.*

Johanniskraut

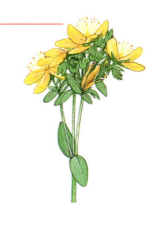

Das Johanniskraut wurde in den letzten Jahren von der modernen Medizin als **pflanzliches Antidepressivum** entdeckt und gefeiert. In Wirklichkeit ist es eine uralte Heilpflanze, um die sich vor allem im Mittelalter zahlreiche Mythen und Legenden rankten.
So erzählt uns die Geschichte, dass der Teufel die Blätter mit einer Nadel durchbohrte, als er sah, wie viel Macht das Johanniskraut über ihn hatte. Hält man die Blätter des Johanniskrautes gegen das Licht, kann man viele kleine Pünktchen erkennen, die wie Nadelstiche aussehen. Seit langem trägt das Johanniskraut in der Volkskunde auch die Namen „Teufelsflucht" oder „Teufelsbanner". Bei Hexenprozessen wurde den Gefangenen manchmal Johanniskrautöl eingeflößt, um die Macht des Teufels zu brechen und ihnen ein Geständnis zu entlocken. Den Namen Johanniskraut allerdings verdankt die Pflanze dem heiligen Johannes und der Tatsache, dass sie um die Johannisnacht, wie die Sommersonnwende am 21. Juni auch genannt wird, blüht.
In der heidnischen Tradition pflückten die Menschen in der **Sommersonnwendnacht** Büschel aus Johannis-

Heilerinnen / Pflanzen entspannung

kraut und anderen Sonnwendkräutern, die Johanniskräuter genannt wurden, da sie alle um die Johanninacht blühten, und streuten sie im Haus auf den Boden, um den Göttern ein Lager zu bereiten. Die Kräuter wurden auch als Opfer für die Götter ins Feuer geworfen. Die Kirche versuchte schließlich die Bräuche um die Sommersonnwendnacht zu verbieten – als das nicht gelang, wurde das heidnische Fest zur Nacht des heiligen Johannes und das den Göttern geweihte Kraut wurde zur Pflanze des heiligen Johannes und gegen Hexen und Dämonen eingesetzt. Heute brennen die Sonnwendfeuer auf dem Land noch immer.

In der christlichen Mythologie verdankt der heilige Johannes der Pflanze sein Leben: Als er von Soldaten verfolgt wurde, steckten sie ein Büschel Johanniskraut ins Fenster seines Hauses, damit sie es am nächsten Tag wieder erkennen würden. Als sie aber am nächsten Tag kamen um ihn zu verhaften, blühte an jedem Fenster in der Straße Johanniskraut und so konnten sie ihn nicht finden.
Eine weitere Geschichte erzählt, dass Johannes die blutbefleckte Blume unter dem Kreuz Christi pflückte. Daran erinnern noch die volkstümlichen Namen „Christi-Wunden-Kraut" und „Herrgottsblut".
Überliefert ist auch eine Geschichte, die erzählt, das Johanniskraut sei aus dem Blut entstanden, das bei der Enthauptung des heiligen Johannes auf den Boden geflossen war.

In der Magie schützt das Johanniskraut vor bösen Geistern und Dämonen, es kann als Amulett getragen oder geräuchert werden.

Im Volksglauben dient das Johanniskraut auch als Liebesorakel. Man muss dazu die Blüten zwischen den Fingern zerdrücken: Ist der Saft, der dabei herauskommt, blutrot, so bedeutet das Glück in der Liebe. Ein bisschen kann hierbei geschummelt werden, denn am Vormittag, wenn die Sonne am stärksten ist, haben die

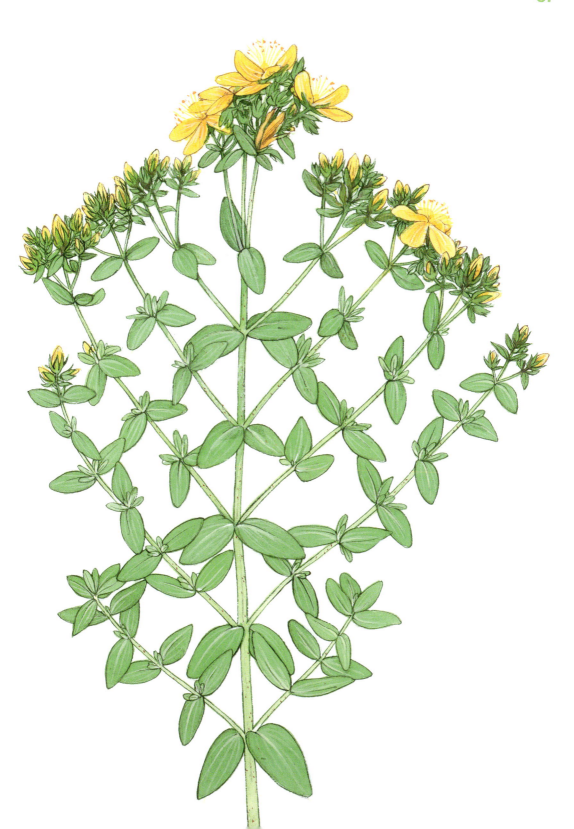

ätherischen Öle die stärkste Wirkung und daher ist auch ihre Farbe am intensivsten, gegen Nachmittag verblasst die Farbe dann wieder.

Im Mittelalter wurde das Johanniskraut in der Volksheilkunde vor allem bei depressiven Verstimmungen während der Wechseljahre und gegen das prämenstruelle Syndrom verwendet. Auch damals kannten die Menschen schon die gute antidepressive Wirkung des Johanniskrautes. Schon alleine die Blüten, die wie kleine Sonnen aussehen, erinnern uns daran, dass die Pflanze Licht in die Seele lassen und die Dunkelheit vertreiben kann, so wie die Menschen früher glaubten, dass sie Dämonen und böse Geister vertreiben kann.

In den 90ern des vorigen Jahrhunderts wurde die antidepressive Wirkung wissenschaftlich bestätigt. Seitdem ist Johanniskraut nicht nur als Tee, sondern auch in Tablettenform erhältlich. Allerdings hat das Johanniskraut auch Nebenwirkungen. Es macht die Haut lichtempfindlicher, daher sollte man während der Anwendung von Johanniskraut starke **Sonneneinstrahlung** und Solariumsbesuche vermeiden und einen hohen Lichtschutzfaktor verwenden. Außerdem setzt das Johanniskraut die Wirkung der Antibabypille herunter.

Johanniskrautöl hat eine blutrote Farbe und wird als **Wundheilmittel** bei schlecht heilenden Wunden und Narben, bei Sonnenbrand und leichten Verbrennungen verwendet.

Stärken

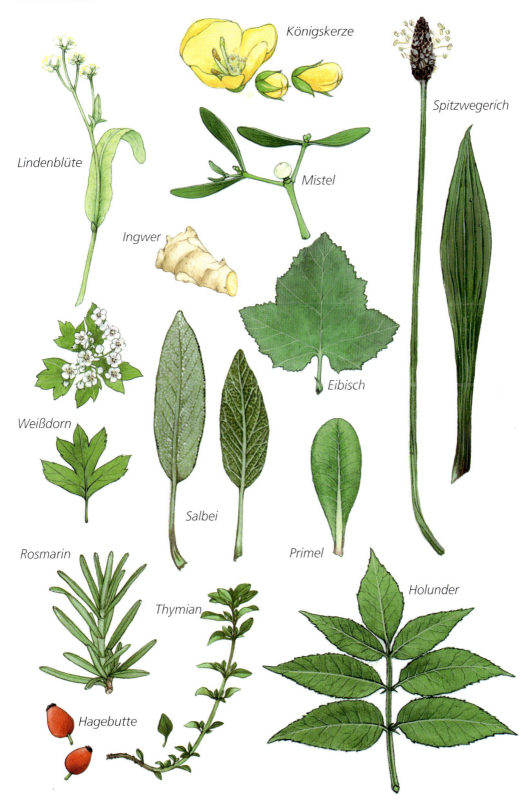

STÄRKEN

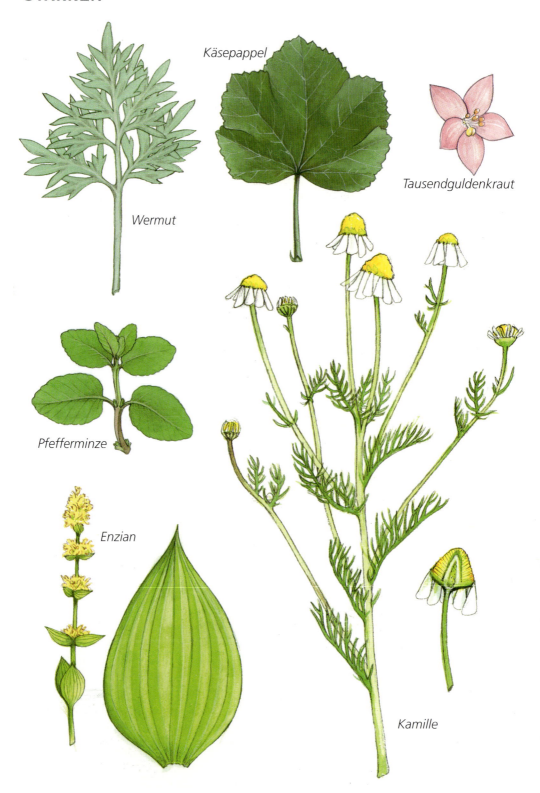

Stärken

Wenn die kalte Jahreszeit beginnt, sind wir besonders anfällig für Erkältungen. Unsere Abwehrkräfte sind geschwächt und unser Körper muss sich erst an die fallenden Temperaturen des Winters anpassen.
Jetzt ist die beste Zeit, das **Immunsystem** zu stärken und Kräfte für den Winter zu sammeln. Auch hier hat die Natur uns einige Pflanzen geschenkt, die uns über die kalte Jahreszeit helfen und unsere Abwehrkräfte stärken.
Unser Körper braucht nicht nur im Herbst und Winter Stärkung, auch Herz und Kreislauf benötigen manchmal Kraft aus der Natur; ebenso stehen uns auch Pflanzen bei Magen- oder Darmstörungen aus dem Heilkräutergarten zur Verfügung.

Hagebutten und Holunder

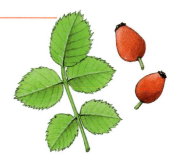

Hagbutten sind die Früchte der Heckenrose, sie enthalten viel **Vitamin C** und schmecken angenehm säuerlich und fruchtig. Sie eignen sich daher gut für Teemischungen gegen Erkältung und bei grippalem Infekt, vor allem für Kinder. Hagebutten können vorbeugend oder akut gegen Erkältungskrankheiten angewendet werden. Die enthaltenen Vitamine stimulieren die körpereigenen Abwehrkräfte und stärken das Immunsystem, außerdem bleiben sie im Hagebuttentee lange erhalten.
Hagebutten- und Holundertee können über den ganzen Winter getrunken werden, sie sind eine **natürliche Vitaminkur** zu Stärkung des Immunsystems und können uns vor Erkältungen und grippalen Infekten bewahren.

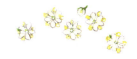

Der **Holunder** wird in der Volksmedizin als die „Apotheke des Volkes" bezeichnet. Zahllose, vor allem germanische und keltische Mythen ranken sich um diesen Baum der Göttin Holle.

Der Holler ist benannt nach der **Frau Holle** oder auch Frau Elhorn, einer germanischen Göttin der Unterwelt. Die Frau Holle aus dem Märchen ist ein Überbleibsel dieser Göttin. Sie war ursprünglich eine positiv besetzte Gestalt und ihr Reich galt als schön und friedlich.

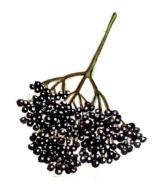

Erst im **Mittelalter** wurden ihr Reich zur stinkenden Hölle und sie selber zur Großmutter des Teufels.

Unterweltgöttinnen waren sowohl Göttinnen des Todes wie auch der Geburt, da Geburt und Tod, vor allem in früheren Zeiten, untrennbar miteinander verbunden waren. Todesgöttinnen waren auch Schutzgöttinnen der Hebammen. Sie beschützten die Neugeborenen und die gebärenden Frauen. Daher waren in Zeiten vor den patriarchalen Religionen Todesgöttinnen bevorzugt weibliche Göttinnen. Leben, Tod und Wiedergeburt gehörten zusammen, und nur eine Göttin konnte Leben nehmen, da sie auch Leben schenken konnte.

So war auch die Frau Holle eine Göttin des Todes und der Wiedergeburt, eine Schutzgöttin der Hebammen und der Gebärenden.

So wie die Göttin **Tod und Leben** in sich vereinte, so galt auch der Holunder als zwiespältig. Seine Beeren sind schwarz und im rohen Zustand giftig, gekocht allerdings wohlschmeckend. Seine Blüten sind weiß und ein hervorragendes Heilmittel.

Es hieß, Holunder dürfe man nicht schneiden oder sein Holz verbrennen, ohne vorher die Göttin um Erlaubnis gefragt zu haben. Nur Witwen und Waisen durften das Holz schlagen oder verbrennen, denn sie waren schon vom Tod berührt worden.

Auch durfte der Baum nicht gepflanzt werden, da nur die Göttin selbst seinen Standpunkt wählte.

Holunderholz wurde im Totenkult verwendet. Manche heidnischen Völker begruben ihre Toten unter dem Holunder beim Haus, und Grabkreuze wurden oft aus

Holunderholz gefertigt. Die Holunderrute wurde zum Ausmessen eines Sarges verwendet und die Gerte des Fuhrmannes des Leichenwagens war ebenfalls aus Holunderholz gefertigt. Manche Leichenbestatter trugen Holunderholz bei sich, um sich vor bösen Geistern zu schützen.
Holunderzweige wurden in die frischen Gräber gesteckt, und auf der Totenwache wurde Holundertee getrunken.
Allerdings durfte eine Wiege niemals aus Holunderholz gefertigt sein, denn dann würde die Göttin das Kind wieder zu sich nehmen.
Frau Holle begleitet die Seelen der Toten über die Schwelle in ihr Reich, aber sie half auch den Neugeborenen über die Schwelle ins Leben.

Der Holunder galt als **Heilbaum**. Blutige Verbände oder die Bettlacken eines Kranken wurden an seine Zweige gehängt, damit er die Krankheit in die Unterwelt leiten konnte. Aber auch negative Energien, Gifte und Unglück zog der Baum an und leitete sie ab.
Ausgefallene Zähne, die Nachgeburt von Kühen und das erste Badewasser eines Babys wurden unter dem Holunder ausgeschüttet, um Kinder, Vieh und sich selber vor Verhexungen zu schützen.
Es heißt, wer in der Mittsommernacht unter einem Holler sitzt, kann den Elfenkönig samt Hofstatt vorbeiziehen sehen, und wer unter einem Holunderbusch einschläft, der kann die Feen und Kobolde spüren, die dort wohnen.
Ein Holunderbaum wächst immer in der Nähe des Hauses. Er ist der **Schutzbaum** der Familie und in ihm wohnen die Ahnen. Starb eine Familie aus oder verließ ein Haus, würde auch der Holunder sterben.

Die Kirche hatte vergeblich versucht, den Kult um den Baum auszurotten, was aber nie gelang. So behauptete sie, Jesus sei mit Holunderruten geschlagen worden, weswegen der Baum Schrunden hätte. Als das wie einiges andere nicht funktionierte, wurde der Holunder –

Räucherung Heilung

Je ein Teelöffel Holunderblüten, Johanniskraut, Salbei, Wacholderholz, Eukalyptusblätter, Pfefferminzblätter, Rosmarin, Thymian.

Erkältungstee

Holunderblüten	20 g
Ingwer	20 g
Himbeerblätter	20 g
Pfefferminzblätter	10 g
Lindenblüten	20 g

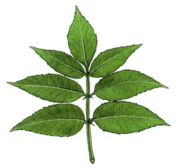

wie so viele andere heidnische Bräuche – „übernommen". Jetzt hieß es, Maria habe unter einem Holunderstrauch Schutz vor einem Gewitter gefunden, weswegen der Blitz niemals in den Baum einschlägt.

„Ringel, Ringel, Reihe, wir sind der Kinder dreie, sitzen unterm Hollerbusch, rufen alle husch, husch, husch!"
Auch heute noch zeugen Kinderreime und Märchen vom einstigen Kult um den Holunder. Zum Beispiel das Märchen „Frau Holle" oder das Ringelreihtanzen, das von heidnischen Riten abstammt. In manchen Gegenden, vor allem in Skandinavien, legen die Menschen noch immer Brot und Milch als Opfer für die Ahnen unter den Holunder.

Sowohl die **Beeren als auch die Blüten** des Holunders besitzen viel Vitamin C und stärken das Immunsystem und auch die Nerven. Holunderblüten wirken schweiß- und harntreibend und sind daher auch ein fiebersenkendes Mittel. Für Kinder empfiehlt sich ein Tee aus Holunderblüten, aber auch Hollersaft, Hollerkoch und alle anderen Zubereitungen aus Holunder.
Wer Holunder pflückt, sollte der Göttin danken und vielleicht sogar etwas Milch oder Brot unter dem Baum zurücklassen, so wie es in manchen nördlichen Ländern noch immer Brauch ist.

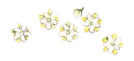

KRÄUTER bei Husten und Erkältung

Spitzwegerich, Eibischwurzel und -blatt, Königskerzenblüten und Primelwurzel

Diese Kräuter bezeichnet man als **Schleimdrogen**, sie wirken aufgrund der enthaltenen Schleimstoffe schleimlösend und werden daher in Hustentees und Hustensäften eingesetzt, um den in den Bronchien festsitzenden Schleim zu lösen und zu verflüssigen, damit er besser abgehustet werden kann.

Die Schleimstoffe legen sich außerdem wie ein Schutzfilm über Entzündungen und wirken daher reizlindernd und entzündungshemmend. Das heißt, schleimstoffhältige Kräuter als Tee oder Hustensaft wirken nicht nur schleimlösend, sondern auch beruhigend auf den Hustenreiz.

Eibisch wird auch als Tee bei Magen- und Darmentzündungen, und bei Entzündungen im Mund- und Rachenraum als Spülung angewandt.

Beim **Spitzwegerich** konnte eine antibiotische Wirkung festgestellt werden. Er wirkt sehr gut bei Lungen- und Bronchialerkrankungen und kann sowohl als Tee wie auch als Sirup angewendet werden.

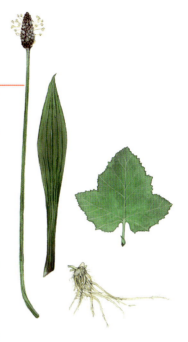

Hustentee

Spitzwegerich	10 g
Malvenblüten	10 g
Königskerzenblüten	10 g
Eibischblätter	10 g
Thymian	10 g
Eibischwurzel	20 g
Fenchel	10 g
Anis	10 g
Orangenschalen	10 g

Thymian

Thymian wirkt beruhigend auf den Hustenreiz und ist daher **hustenstillend**. Durch seine krampflösenden Eigenschaften hilft er auch bei Asthma.

Thymianblätter können als Tee getrunken werden, während ätherisches Thymianöl auch in der Duftlampe oder als Zusatz in Erkältungsbädern seine angenehme Wirkung entfaltet. Thymian eignet sich besonders für Kinder, die unter krampfhaften Hustenanfällen leiden. Ätherisches Thymianöl ist außerdem **antibakteriell**.

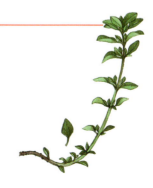

Heilerinnen / KRÄUTER STÄRKEN

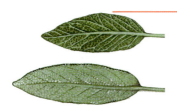

Salbei
Bei **Entzündungen** im Hals- und Rachenbereich eignet sich Salbeitee als Spülung oder Gurgelmittel, da er antibakteriell und entzündungshemmend wirkt. Salbei gibt es auch als Halszuckerl und ist auch für Kinder geeignet.

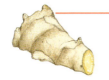

Ingwer
Die Ingwerwurzel ist keine heimische Heilpflanze, sondern stammt aus der asiatischen Medizin. Sie ist allerdings ein so wunderbares Heilmittel, vor allem bei **Erkältungskrankheiten**, dass ich sie dennoch erwähnen möchte. Ingwer ist stark wärmend, er regt den Stoffwechsel und die Durchblutung an, fördert die Verdauung und schmeckt sehr gut. Frischer oder getrockneter Ingwer als Abkochung getrunken, wärmt und treibt die Erkältung und die Infektion aus, lindert Husten und andere Atemwegserkrankungen.

Badeöl Erkältung

50 ml Aprikosenkernöl und
50 ml Sesamöl
5 Tropfen Eukalyptusöl äther.
5 Tropfen Zedernholz
5 Tropfen Thymianöl äther.
10 Tropfen Mandarinenöl äther.
3 Tropfen Zimtöl äther.

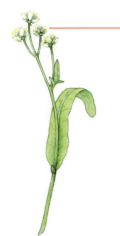

Lindenblüten
Die Lindenblüten sind ein bewährtes Hausmittel und fast jeder kennt Lindenblütentee als Mittel gegen **fiebrige Erkältungskrankheiten**. Durch die schweißtreibende Wirkung wirkt er fiebersenkend. Aber er regt auch die körpereigenen Abwehrkräfte an und kann daher nicht nur bei akuten grippalen Infekten, sondern auch zur Vorbeugung von Erkältungskrankheiten getrunken werden.

KRÄUTER zur Stärkung von Herz und Kreislauf

Rosmarin

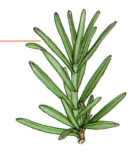

Der Rosmarin war ein Geschenk der Göttin Aphrodite an die Menschen, er gilt deshalb als **Pflanze der Liebe**. Im Gegensatz zur Rose, die eher für die romantische, junge Liebe steht, ist der Rosmarin die Pflanze für die beständige Liebe, er soll Eheleuten Glück bringen und steht für Treue in der Partnerschaft.

Daher war er auch der Hera, der Muttergöttin und Schutzgöttin für Ehe und Familie geweiht. Ein Amulett mit Rosmarin oder einen Rosmarinzweig bei sich zu tragen hilft bei Kinderwunsch. In den ländlichen Gegenden war es lange Brauch, Rosmarin in den Hochzeitsstrauß zu winden, und der Bräutigam trug einen Rosmarinzweig im Knopfloch. Im Volksmund nennt man den Rosmarin daher auch „Brautkleid" oder „Hochzeitsbleaml".

Der Rosmarin war ein **Zauberkraut** der alten Göttinnen. Noch heute heißt es in den Mittelmeergegenden, dass der Rosmarin nur dort gedeiht, wo die Frau dominiert, Ähnliches wird auch über den Salbei gesagt. Manche Männer beschneiden daher heimlich die Wurzeln des Strauches.

Der Rosmarin zählt auch zu den **Frauenkräutern**. Er fördert nicht nur die Fruchtbarkeit, sondern wirkt auch einleitend auf die Menstruation und die Wehen, und ist daher während der Schwangerschaft kontraindiziert. In der Volksmedizin wird er bei Menstruations- und Wechselbeschwerden eingesetzt.

Unter dem Rosmarinstrauch, so hieß es, wohnen Feen und Elfen, sie lassen sich mit Rosmarin anlocken, weshalb der Rosmarin in der Magie auch zum Anlocken und Beschwören von Elementarwesen benutzt wurde. Böse Wesen dagegen vertreibt er.

Ein Rosmarinzweig über der Tür sollte das Haus be-

Massageöl Energie
50 ml Jojobaöl und 50 ml Aprikosenkernöl
5 Tropfen Rosmarinöl
2 Tropfen Ingweröl
10 Tropfen Mandarinenöl
5 Tropfen Pfefferminzöl

Badeöl Energie
50 ml Jojobaöl und
50 ml Sesamöl
5 Tropfen Rosmarinöl äther.
10 Tropfen Grapefruitöl äther.
10 Tropfen Mandarinenöl äther.
5 Tropfen Pfefferminzöl äther.

Heilerinnen / KRÄUTER STÄRKEN

Räucherung Energie
je 1/2 Teelöffel Damiana, Ingwer, Rosmarin, Wacholderbeeren, Kampfer, Weihrauch

schützen. Kindern wurde Rosmarin über das Bett gehängt oder ins Kopfkissen gefüllt, um sie vor Albträumen zu bewahren.
Die christliche Mythologie übernahm diese Pflanze der Muttergöttin und machte sie zum Marienkraut. Es heißt, Maria habe die Windeln des kleinen Jesuskindes an einem Rosmarinstrauch zum Trocknen aufgehängt.

Rosmarin regt die Durchblutung an und hilft bei Kreislaufbeschwerden und zu niedrigem Blutdruck. Als Tee getrunken wirkt er anregend und kräftigend auf den Kreislauf und eignet sich auch als Tonikum bei Erschöpfungszuständen und Abgeschlagenheit. Das ätherische Öl kann als Zusatz für Massageöle oder Bäder verwendet werden. Es fördert die Durchblutung, stützt den Kreislauf und erwärmt die Muskulatur. Rosmarintinktur wird auch als Haarwasser bei Haarausfall eingesetzt, da es die Durchblutung der Kopfhaut fördert und damit den Haarwuchs anregt.

Stärkungstee (Energietee)

Rosmarin	*20 g*
Hagebutten	*20 g*
Ingwer	*20 g*
Melisse	*10 g*
Holunderblüten	*20 g*

Rosmarinwasser galt früher auch als wahrer **Jungbrunnen**. Es wurde das Wasser der ungarischen Königin genannt (Aqua reginae hungariae) und soll eine siebzigjährige ungarische Königin in ein junges schönes Mädchen verwandelt haben.
Im Mittelalter wurde Rosmarin an den Gräbern geräuchert, um die Toten im Jenseits zu verjüngen.

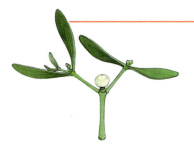

Mistel

Die heilige Zauberpflanze der gallischen Druiden wird in der Volksmedizin bei erhöhtem oder schwankendem Blutdruck verwendet. Durch die **blutdruckregulierende Wirkung** hat sie auch einen positiven Effekt auf Herz und Kreislauf. Außerdem stärkt die Mistel das Immunsystem.

Weißdorn

Weißdorn ist ein **Tonikum für das Herz und den Kreislauf**. Sowohl seine Blätter wie auch seine Früchte und Blüten haben hervorragende Eigenschaften auf ein schwaches Herz und einen instabilen Kreislauf. Herz-Rhythmusstörungen und die allgemeinen Herzleistungen können mit Weißdorn verbessert werden. Er reguliert den Blutdruck und normalisiert daher einen zu hohen und einen zu niedrigen Blutdruck. Weißdorn eignet sich sowohl zur Vorbeugung wie auch zur akuten Behandlung von Herzerkrankungen und arteriellen Durchblutungsstörungen.

Weißdorn kann die Gedächtnisleistung verbessern, indem er die **Gehirndurchblutung** erhöht.

Er muss allerdings regelmäßig und über eine längere Zeit, entweder als Tee getrunken oder in Form von Tropfen oder Tabletten eingenommen werden.

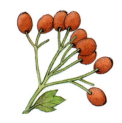

Blutdruckregulierender Tee

Mistel	20 g
Melisse	10 g
Weißdornblüten und -früchte	20 g
Lavendelblüten	20 g

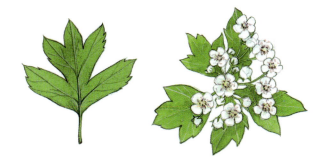

Heilerinnen / KRÄUTER STÄRKEN

PFLANZEN für Magen und Darm

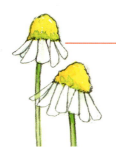

Kamille, Käsepappel und Pfefferminze

Kamillentee ist ein **beliebtes Hausmittel**, vor allem für Kinder, die unter Bauchschmerzen, Blähungen und Übelkeit mit Erbrechen leiden. Tatsächlich wirken die Blüten der Römischen Kamille beruhigend, entzündungshemmend und krampflösend auf den Magen und können daher Magenschmerzen, Übelkeit und Erbrechen erfolgreich lindern.

Aufgrund der **krampflösenden Wirkung** kann Kamillentee auch bei Menstruationsschmerzen getrunken werden. Bei Magenentzündungen oder Magengeschwüren empfiehlt sich eine Kur mit Kamillentee über ein paar Wochen, ansonsten sollte Kamillentee allerdings nicht ständig über eine lange Zeit getrunken werden.

Die Kamille ist ein hervorragendes **Wundheilmittel**, aufgrund der antibakteriellen und entzündungshemmenden Eigenschaften des ätherischen Öls. Es wird als Tinktur, als Salbe oder auch als Tee äußerlich zur Wundbehandlung von Haut und Schleimhaut angewendet. Spülungen mit Kamillentee oder Kamillentinktur helfen bei Entzündungen im Mund- und Rachenbereich. Umschläge oder Bäder mit Kamillenzusatz beschleunigen die Wundheilung.

Die Kamille wächst bei uns wild, allerdings gibt es viele verschiedene Kamillensorten, wobei die Römische Kamille die wirkungsvollste ist.

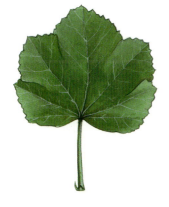

Käsepappel hat ähnliche Eigenschaften wie die Kamille, sie ist ebenfalls desinfizierend, reizlindernd und krampflösend und wird daher als Magentee zur Beruhigung und zum Abheilen bei Magenerkrankungen eingesetzt. Verwendet werden vor allem die Blätter.

Die Blüten werden auch als Malvenblüten bezeichnet, sie werden wegen ihrer Schleimstoffe vor allem in Hustentees verwendet. Käsepappeltee wird auch äußerlich für Waschungen zur Wundheilung verwendet. Er kann über längere Zeit auch vorbeugend bei Magenbeschwerden und Magenentzündungen getrunken werden, da die Schleimstoffe einen schützenden Film über der Magenschleimhaut bilden.

Pfefferminze ist ebenfalls ein beliebtes Hausmittel für Magen- und Darmerkrankungen. Der Hauptbestandteil des ätherischen Öls ist das Menthol, es wirkt sehr gut und schnell bei akuten Magenschmerzen, Übelkeit und Erbrechen. Aber auch bei Reizdarm, Völlegefühl, Blähungen und Gallenbeschwerden ist die echte Pfefferminze sehr wirksam. Pfefferminztee über lange Zeit getrunken, kann allerdings zu Magen- und Darmreizungen führen. Menthol ist kühlend und wirkt daher als ätherisches Pfefferminzöl direkt auf die Schläfen aufgetragen bei Kopfschmerzen.

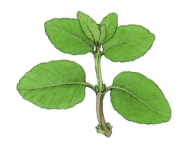

Tausendguldenkraut, Wermut und Enzian

Der lateinische Name des Tausendguldenkrautes, **Centaurium**, stammt wahrscheinlich von dem Kentauren Cheiron ab, der ein Sohn des Sonnengottes Kronos war. Er war heilkundig und unterrichtete unter anderem den griechischen Helden Achilles.
Im Mittelalter wurde der Name zerlegt in centum, hundert, und aurum, Gold für Gulden. Später wurde dann aus dem „Hundertguldenkraut" das Tausendguldenkraut – eine Zauberpflanze, um die sich viele Legenden ranken. So soll sie zur Sommersonnwende gepflückt, zu Reichtum verhelfen. Außerdem hieß es, das Tausendguldenkraut könne das Haus beschützen und sei gegen böse Zauber und Verhexungen wirksam. In der Antike und im Mittelalter bis in die heutige Volksmedizin zählte das Tausendguldenkraut zu den Frauenkräutern und wurde als Periodemittel verwendet, da es menstruationsfördernd wirkt.
Heute wird es vor allem als **Tonikum für den Magen** verwendet. Aufgrund der enthaltenen Bitterstoffe

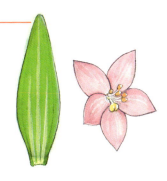

Heilerinnen / KRÄUTER STÄRKEN

Magen-Darm-Tee	
Enzianwurzel	5 g
Pfefferminzblatt	10 g
Tausendguldenkraut	5 g
Kümmel	10 g
Fenchel	10 g
Wermut	10 g
Ingwer	20 g
Schafgarbe	10 g
Kamillenblüten	20 g
Käsepappelblatt	10 g
Anis	10 g

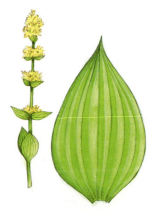

regt es die Magensaftsekretion an und wirkt damit appetitanregend und verdauungsfördernd. Außerdem ist es entzündungshemmend und schmerzstillend für den Magen. Bei übersäuertem Magen und saurem Aufstoßen sollte es allerdings nicht angewendet werden, was übrigens für alle magensaftanregenden Kräuter gilt.

Das Tausendguldenkraut gehört zu den bittersten und auch wirksamsten Magenmitteln.

Der berühmte Absinth wurde aus **Wermut** hergestellt und aufgrund des hohen Gehaltes an dem ätherischen Öl Thujon, das abortativ ist und zu schweren Vergiftungserscheinungen führen kann, verboten. Nebenwirkungen sind zwar bei Wermut als Tee oder als Magenbitter nicht zu erwarten, allerdings sollte er während einer Schwangerschaft nicht eingenommen werden. Der Wermut ist ein guter Magenbitter, der als Tee oder als Zusatz in Magentropfen, bei Verdauungsbeschwerden, Blähungen und Völlegefühl verwendet wird.

Der **Enzian** wird ebenfalls aufgrund seines hohen Gehaltes an Bitterstoffen für Magen-, Darm- und Gallenleiden eingesetzt. Seine Wirkungen entsprechen denen der anderen Bitterstoffdrogen. Er wird vor allem als Tee oder als Tinktur angewendet.

Zubereitungen aus Pflanzen mit Bitterstoffen eigenen sich gut als **Verdauungsmittel** nach zu fettem oder zu üppigem Essen. In seltenen Fällen reagieren aber manche Menschen mit Kopfschmerzen auf die Bitterstoffe. Da sich der bittere Geschmack durch Süßen nicht mildern lässt, empfiehlt es sich, Ingwer oder Pfefferminze dazuzumischen.

Augentrostkraut: als Umschlag für leicht gerötet, müde und entzündete Augen

Bärentraubenblatt: Blasenentzündung

Beinwellsalbe: für Sportverletzungen wie Zerrungen, Prellungen, Verstauchungen, Gelenksschmerzen, Schwellungen

Brennnesselkraut: entwässernd

Eibischwurzel: schleimlösend bei Husten

Eucalyptusöl: Inhalation oder als Badeölzusatz bei Erkältungskrankheiten zum Befreien der Atemwege

Fenchel, Anis, Kümmel: verdauungsfördernd und blähungstreibend als Tee oder Gewürz

getrocknete **Heidelbeeren** und **Himbeerblätter:** Durchfall

Holunderblütentee: bei Erkältungskrankheiten zur Stärkung des Immunsystems

Ingwer: als Tee oder Gewürz, frisch oder getrocknet bei Erkältungen und Verdauungsbeschwerden

Johanniskrauttee: depressive Verstimmungen, Stress
Johanniskrautöl: leichte Verbrennungen, Sonnenbrand, Narbenbehandlung

Käsepappel: Magenbeschwerden als Tee, Wundbehandlung

Kamillentee: Magenschmerzen, Koliken, Blähungen, Übelkeit, Erbrechen, Menstruationsbeschwerden
Inhalationsmittel bei Entzündungen der Atemwege
Umschläge und Bäder zur Wundheilung

Lavendel: vertreibt Motten
ätherisches Lavendelöl: Beruhigungs- und Schlafmittel als Bade- oder Massageölzusatz, leichte Verbrennungen, Insektenstiche, Kopfschmerzen

Leinsamen: Verstopfungen, mild

Lindenblütentee: Fieber

Löwenzahnblatt: stoffwechselanregend, entschlackend

Melissentee: Beruhigungsmittel magenberuhigend

Pfefferminztee: Magenschmerzen
ätherisches Pfefferminzöl: auf die Schläfen aufgetragen gegen Kopfschmerzen

Rosmarinkraut: kreislaufstützend
ätherisches Rosmarinöl: kreislaufstützend und durchblutungsfördernd bei Muskelschmerzen als Bade- oder Massageölzusatz

Ringelblumensalbe oder **Arnikasalbe:** Heilsalbe für leichte Hautverletzungen, Wundsalbe

Thymiantee und ätherisches Öl: Hustenreiz, krampfhafter Husten und Asthma Menstruationsbeschwerden

Salbeitee: zum Gurgeln und Spülen bei Halsschmerzen und anderen Entzündungen des Hals- und Rachenbereichs
schweißhemmend

Sennesblätter oder Faulbaumrinde: Verstopfungen, stark wirksam

Spitzwegerich: Hustenmittel, bei Erkrankungen der Lunge und der Bronchien; zerdrückte Blätter auf Insektenstiche lindern Schwellung und Juckreiz

Tausendguldenkraut und/oder **Wermut:** Verdauungsprobleme als Tee oder Tinktur

Die alternative Hausapotheke

Die alternative Hausapotheke nach Indikationen

Augenentzündungen: Augentrost

Blasenentzündung: Bärentraubenblatt als Tee, Preiselbeersaft oder Tabletten

Blähungen: Anis, Fenchel, Kümmel als Tee oder Gewürz

Depressive Verstimmungen: Johanniskraut als Tee

Durchblutungsfördernd, Muskelverspannungen: ätherisches Rosmarinöl als Bad oder Massageöl

Durchfall: getrocknete Heidelbeeren, Himbeerblätter als Tee

Entschlackung: Löwenzahnwurzel und Löwenzahnblatt als Tee

Entwässerung: Brennesselblatt als Tee

Fieber: Lindenblüten als Tee, Ingwer als Tee

Hals- und Rachenentzündungen: Salbeitee zum Gurgeln und Spülen

Husten: Thymian als Tee, Sirup oder ätherisches Öl, Spitzwegerich als Tee oder Sirup, Eibischwurzel als Tee oder Sirup, Eucalyptusöl als Inhalation oder Einreibung

Immunsystemstärkend: Lindenblüten, Ingwer, Holunderblüten als Tee

Insektenstiche: ätherisches Lavendelöl

Kopfschmerzen: ätherisches Pfefferminzöl, ätherisches Lavendelöl

Kreislaufschwäche: Rosmarin als Tee oder ätherisches Öl

Leichte Verbrennungen, Sonnenbrand: Johanniskrautöl, ätherisches Lavendelöl

Magenbeschwerden: Käsepappel, Pfefferminze, Melisse als Tee

Magenkrämpfe, Übelkeit, Erbrechen: Kamille als Tee

Menstruationsschmerzen: Kamille, Thymian als Tee oder ätherisches Öl

Sportverletzungen: Beinwellsalbe

Stress, Unruhe und Schlafstörungen: Lavendel und Melisse als Tee, ätherisches Lavendelöl

Übelkeit, Erbrechen: Ingwer als Tee

Verdauungsprobleme: Tausendguldenkraut, Wermut als Tee oder Tinktur

Verstopfung: Sennesblätter, Faulbaumrinde, Leinsamen

Wund- und Heilsalbe: Ringelblumensalbe, Arnikasalbe

KAPITEL **2**

Hebammen

FRAUENKRÄUTER, ÖLE UND TEES

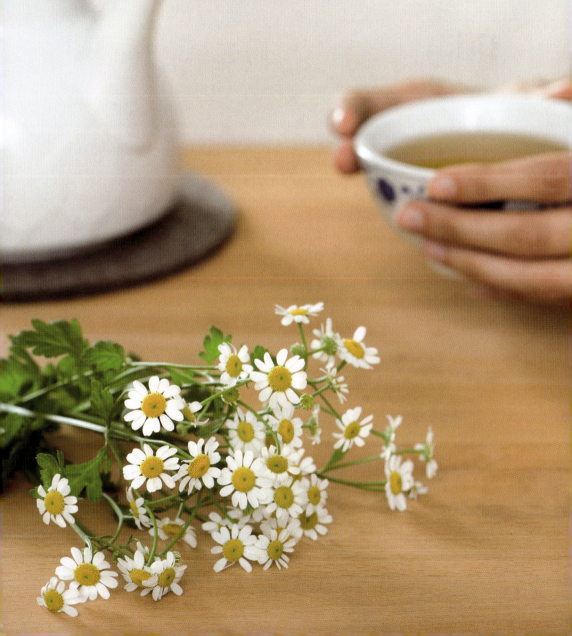

Hebammen / Einleitung

Frauenkräuter, Öle und Tees

Lange Zeit waren die Hebammen die wichtigsten Vertrauten der Frauen. Es gab Hebammenvereinigungen, die **das geheime Wissen** um **Frauenkräuter**, Geburtshilfe, Abtreibung, Verhütung, Säuglingspflege, Kinderkrankheiten, Schwangerschaft, Kinderwunsch und schmerzfreie Geburten, hüteten. Die Frauen gaben dieses Wissen nur untereinander weiter, die jungen lernten von den älteren Hebammen und oft wurde die Hebamme von den Frauen des Ortes gewählt. Die Hebammen begleiteten die Frauen durch die Schwangerschaft, leisteten Geburtshilfe, rieten beim Stillen und halfen der jungen Mutter im Umgang mit dem Neugeborenen. Sie sammelten die richtigen Kräuter zum richtigen Zeitpunkt und konnten Arzneimittel daraus herstellen. Nicht zuletzt wussten sie auch über die wichtigen **Rituale und Schutzformeln** Bescheid, die notwendig waren, um die Schicksalsgöttinnen um Hilfe zu bitten. Sie kannten die Lebenszyklen der Frauen, vom Baby bis zur Greisin. Sie kannten Kräuter für die Menstruation, Methoden zur Verhütung und auch zur Abtreibung, sie wussten Pflanzen und Positionen für eine schmerzfreiere Geburt und sie wussten sogar oft auch bei Komplikationen während einer Geburt, wie das Neugeborene und die Mutter zu retten seien. Als die Heilerinnen zu Beginn der Neuzeit aus ihrem Beruf vertrieben wurden, konnten die Hebammen sich noch eine Zeitlang halten. Doch wurden ihnen strenge Richtlinien auferlegt, unter denen ihre Arbeit geduldet wurde. So wurden sie als **Kontrollinstanzen** über die so genannten Kindbettfeste eingesetzt. Jene Feste, bei denen sich bis dahin die Frauen des Dorfes bei einer Geburt um die Wöchnerin versammelten, um ihr Glück zu wünschen, ihr beizustehen und das neue Leben zu begrüßen und zu segnen. Heidnische Rituale während der Geburt waren verboten, auch schmerzlindernde Mittel, da Gott die Frauen mit einer schmerzhaften Geburt für die Vertreibung aus dem Paradies bestraft hatte. Außerdem musste immer ein Priester anwesend sein und darauf achten, dass die Hebamme keine Magie oder anderen heidnischen Hokuspokus veranstaltete, oder gar die Neugeborenen den Dämonen opferte. Bis dahin war es Brauch, dass die Hebamme das Kind segnete und Schutzformeln über es sprach. Die Hebamme galt als Stellvertreterin der Schicksalsgöttin bei den Frauen, sie trug das Neugeborene vor die Tür und hob es gegen den Himmel, um es der Göttin vorzustellen und ihren Segen über das neue Leben zu erbitten. Legte sie allerdings ein Kind auf den Boden, bedeutete es, dass das Kind totgeboren war oder nicht überleben konnte. Es wurde so symbolisch der Totengöttin übergeben, die es ins Reich der Toten begleiten und ihm auch bei der Wiedergeburt beistehen sollte.

Im **„Hexenhammer"**, einem Traktat zur Hexenverfolgung aus dem Jahr 1487, in dem die Hebammen zu den übelsten Ketzerinnen und Hexen erklärt werden, die ausgerottet werden müssen, heißt es dann, dass sie die Kinder vor die Tür hinaustragen und den Dämonen opfern.
Schließlich, im 17. Jahrhundert, durften Hebammen nur mehr praktizieren, wenn sie Prüfungen bei der amtierenden Ärzteschaft ablegten. So wollten diese sich das umfangreiche Wissen der Frauen aneignen, da die Ärzte in dieser Zeit wenig Wissen über die weibliche Anatomie oder gar von Geburtshilfe hatten. Die Hebammen wollten ihr Wissen allerdings nicht mit den Ärzten – und damit mit der frauenfeindlichen Kirche – teilen, und zogen sich den Misskredit der Kirche umso mehr zu. Dieses Wissen war Jahrhunderte und Jahrtausende alt – es überlebte bis zur Zeit der Hexenverfolgung, in der die Arbeit der Frauen kriminalisiert wurde.

Heute erarbeiten die Hebammen sich ihre Position an der Seite der Frauen wieder zurück. Doch es war und ist noch immer ein beschwerlicher Weg, vorbei an den

Vorurteilen und der Diskreditierung der Kirche und der Schulmedizin. Es gibt Hebammenzentren, die ein großes Angebot für Schwangerschaft, Geburt und Stillzeit anbieten. Mit der eigenen Hebamme die Geburt zu erleben, finde ich besonders schön. Sie ist immer für die Schwangere da, zu jeder Tages- und Nachtzeit, sie bietet alternative Praktiken an und steht mit Rat und Hilfestellungen bis nach der Geburt zur Verfügung. Viele Hebammen arbeiten mit Bachblüten, Homöopathie, Heilkräutern, TCM, Akupressur und Moxabustation. Auch immer mehr Gynäkologen und Gynäkologinnen bieten **alternative Begleitmethoden** für Schwangerschaft und Geburtsvorbereitung an.

Frauenkräuter für die Menstruation

Leider empfinden heute viele Frauen und Mädchen ihre Menstruation als unangenehm und lästig. Wir wachsen in einer Zeit auf, in der alles klinisch sauber und hygienisch sein muss. Blut aber gilt als unsauber und die meisten Menschen ekeln sich davor, selbst wenn es ihr eigenes ist. Die Tatsache, dass Frauen im **Rhythmus des Mondes** bluten, ohne eine Verletzung, galt in prähistorischer Zeit als etwas Bewundernswertes und Mystisches. Frauen wurden dadurch zu besonders magischen Wesen. In manchen Kulturen ahmten die Männer bei Ritualen sogar die monatliche Blutung der Frauen durch Beschneidungen ihres Penis nach. Häuser- und Tempeleingänge einiger nord- und südamerikanischer Indianerstämme, aber auch anderer Völker in vorchristlichen Zeiten, hatten die Form einer Vagina und ihre Türrahmen wurden mit Ocker bemalt, das das Menstruationsblut darstellen sollte, denn die Menschen glaubten, das Mondblut habe große magische Kräfte. In den meisten vorchristlichen Kulturen wurde der Tag der ersten Menstruation mit einem großen Fest gefeiert, in einigen Kulturen ist das auch heute noch so. Das Mädchen wird nun in den Kreis der Frauen aufgenommen und wird in die weiblichen Mysterien eingeweiht. Dieses Ereignis sollte auch heute noch für Frauen ein Grund zum Feiern sein. Die **monatliche Blutung** erinnert uns daran, dass wir durch unseren Zyklus in der Lage sind, Kinder zu bekommen. Und das ist, auch heute noch, mit all unserem medizinischen Wissen, das größte und auch das natürlichste Wunder der Natur, das uns Frauen geschenkt wurde.

Tee gegen Menstruationsbeschwerden

Frauenmantel — 10 g
Thymian — 10 g
Schafgarbe — 10 g
Rosenblüten — 10 g
Mönchspfeffer — 10 g
Kamillenblüten — 20 g

Massageöl bei Menstruationsbeschwerden

40 ml Jojobaöl
10 ml Nachtkerzenöl
50 ml Aprikosenkernöl
3 Tropfen Muskatellersalbei
3 Tropfen römische Kamille
5 Tropfen Lavendel
3 Tropfen Thymian

Menstruation

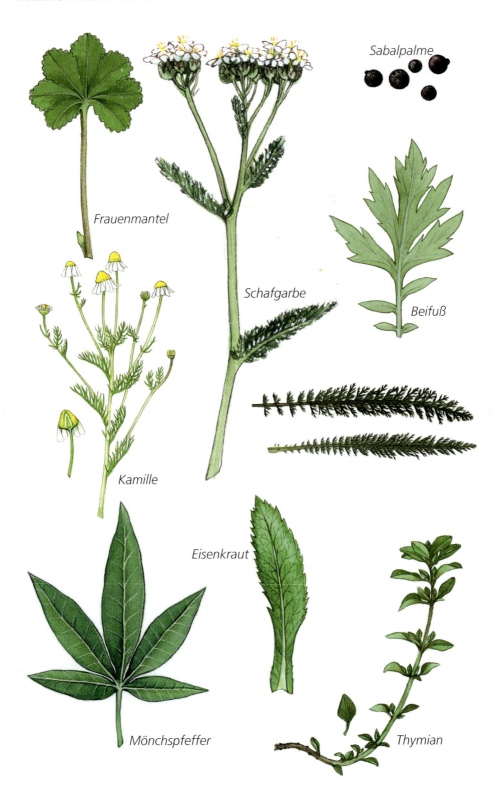

KRÄUTER bei schmerzhafter Menstruation

Kamille, Thymian

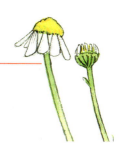

Schmerzen während oder kurz vor der Menstruation sind die häufigsten und unangenehmsten Begleiterscheinungen der Periode. Sie äußern sich meistens in starken Krämpfen vor allem an den ersten beiden Tagen der Regel. Für manche Frauen sind die Schmerzen so schlimm, dass sie im Bett bleiben und gar nicht in der Lage sind, die alltäglichen Arbeiten erledigen zu können.

Hier helfen **krampflösende Pflanzen** wie Kamille und Thymian. Beide sind typische Frauenkräuter, die schon im Mittelalter und in der Antike als solche verwendet wurden.

In den Tempeln der Aphrodite wurde der **Thymian** von den Frauen der Göttin geopfert. Der Name leitet sich vom griechischen Wort „thymos" ab, was soviel bedeutet wie „den Göttern ein Opfer bringen".

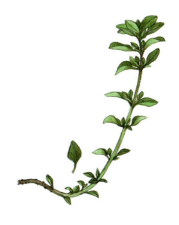

In der germanischen Mythologie war der Thymian der Göttin Freya geweiht, die der Aphrodite entspricht. Er war vor allem ein Schutzkraut für Schwangere und Gebärende und wurde in Kissen gefüllt, die bei der Geburt den Frauen ins Wochenbett gelegt wurden.

Als Frauenkraut wurde er wegen seiner krampflösenden Wirkung bei Menstruationsschmerzen eingesetzt, sowie bei der Geburt als geburtserleichterndes Mittel und zur Förderung der Wehen. In der Volksheilkunde wurde allerdings meist der Feldthymian oder Quendel verwendet.

Da der Thymian auch eine menstruationseinleitende und daher abtreibende Wirkung besitzt, wurde er als Hexenkraut verschrien. Allerdings übernahm die katholische Kirche später den Thymian und machte ihn zum Marienkraut. Es heißt, Maria habe bei ihrer Hochzeit einen Kranz aus Thymian im Haar getragen. Er galt als Schutz gegen das Böse.

Kamillentee wirkt ebenfalls sehr gut bei Krämpfen, außerdem hat die Kamille eine beruhigende Wirkung. Ein Tee gegen Menstruationsbeschwerden sollte am besten schon ein paar Tage vor Beginn der Regel getrunken werden. Gegen die Krämpfe hilft auch ein Wärmekissen auf dem Bauch, zum Beispiel aus Kirschkernen oder Weizen; hilfreich ist auch eine einfach Wärmeflasche. Eine sanfte Massage mit einem leicht erwärmten Massageöl mit Lavendel-, Thymian- und Kamillenöl kann die Krämpfe lösen, Rückenschmerzen lindern und das allgemeine Wohlbefinden wieder herstellen. Muskatellersalbeiöl ist ebenfalls ein ätherisches Öl, das als Zusatz in Massageölen bei Regelbeschwerden sehr wirksam ist.

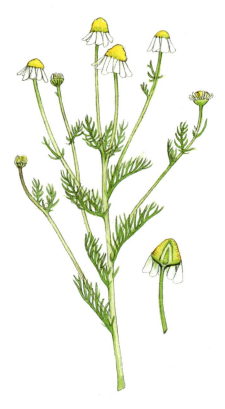

KRÄUTER bei zu starker Menstruation

Schafgarbe, Frauenmantel

Die **Schafgarbe** ist nicht nur ein Frauenkraut, im Volksmund wird sie aufgrund ihrer **blutstillenden Wirkung** auch Soldatenkraut genannt.
Ihr lateinischer Name „**achillea**" stammt von dem griechischen Helden Achilles, der von dem kräuterkundigen Centauren Cheiron lernte, Wunden mit Schafgarbe zu heilen.
Vor allem bei Verletzungen, die im Kampf zugefügt wurden, soll das Soldatenkraut ein Wunderheilmittel sein.

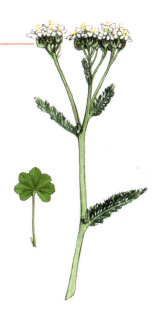

Auch die christliche Mythologie erzählt von der blutstillenden Wirkung des Wunderkrautes: Der kleine Jesus pflückte Schafgarbe, nachdem sich Josef bei seiner Arbeit verletzt hatte, legte sie auf die Wunde, die sofort zu bluten aufhörte und sich schloss. Sie wird dem Mars zugeordnet, aber auch der Venus. Die Schafgarbe ist daher auch ein Frauenkraut und wird im Volksmund auch „Augenbrauen der Venus" genannt.
Auch die Germanen kannten die Schafgarbe als Heil- und Zauberpflanze. Ihr altgermanischer Name „Garwe" bedeutet „Gesundmachen". Sie war der germanischen Göttin der Liebe und Sexualität, der Freya, geweiht. Aber sie wurde von den Germanen auch zum Bierwürzen verwendet, und war somit auch dem Gott Thor geweiht.

Das Venuskraut wurde auch als Orakel in Liebesangelegenheiten befragt. Dazu wurde die Schafgarbe unter das Kopfkissen gelegt und der oder die Zukünftige würde dann im Traum erscheinen.
In China werden die traditionellen I-Ging-Stäbchen, die als Orakel verwendet werden, aus Schafgarbenstängel gemacht.
Im Mittelalter wurde die Schafgarbe gegen alle Krankheiten des weiblichen Urogenitaltraktes eingesetzt.

Schafgarbentee wurde sogar als Mittel gegen die Pest getrunken!

In der gegenwärtigen Schulmedizin wird die Schafgarbe aufgrund ihres hohen Gehaltes an Bitterstoffen nur als Mittel gegen Magen-, Darm- und Gallenbeschwerden und bei Appetitlosigkeit erwähnt.

Wenn man allerdings bei der Bevölkerung auf dem Land und in der Volksheilkunde nachfragt, wird an erster Stelle ihre Anwendung als Mittel bei Menstruationsbeschwerden genannt. Vor allem bei zur starker oder zu lang anhaltender Blutung, bei unregelmäßiger und schmerzhafter Menstruation wird die Schafgarbe verwendet.

Sie ist wegen ihrer entzündungshemmenden und antibakteriellen Wirkung auch ein sehr gutes Wundheilmittel. Dazu wird sie äußerlich in Form von Bädern, Umschlägen oder Spülungen angewendet. Außerdem hilft die Schafgarbe innere und äußere Blutungen zu stillen.

Wie die Kamille gehört die Schafgarbe zu der Gruppe der Korbblütler, die ähnlichen Inhaltsstoffe werden in den gleichen Fällen angewendet. Da Korbblütler aber Allergien auflösen können, muss die Behandlung beim Auftreten juckender oder geröteter Hautausschläge sofort abgebrochen werden.

Tee bei zu starker Menstruation

Frauenmantel	20 g
Schafgarbe	20 g
Mönchspfeffer	20 g
Rosenblüten	20 g

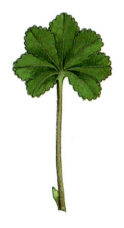

Der **Frauenmantel** hingegen war in der Antike nicht bekannt, wahrscheinlich ist er ein Kraut aus der germanischen Heilkunde.

Interessanterweise empfiehlt Hildegard von Bingen den Frauenmantel als Mittel zur Verhütung. Sie glaubt, dass er die „künstliche Virginität" erhalten könne, indem er die weiblichen Organe so zusammenziehe, dass Frauen dann wie Jungfrauen seien. Die enthaltenen Gerbstoffe haben zwar eine adstringierende Wirkung, aber mit Verhütung hat das sicherlich nichts zu tun. Die Gerbstoffe haben allerdings eine blutungsstillende Wirkung und daher wird der Frauenmantel bei zu starker Menstruation eingesetzt. Im Mittelalter und in der

Neuzeit galt der Frauenmantel als wichtiges Frauenkraut – in der Volksmedizin ist er das immer noch.
Der Volksmund nennt den Frauenmantel auch „Mutterkraut". Aufgrund seiner gebärmutterstärkenden Wirkung wird er Schwangerschaftstees ab dem dritten Schwangerschaftsmonat beigemischt.

KRÄUTER bei unregelmäßiger Menstruation

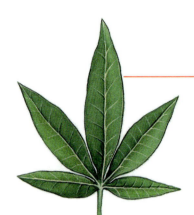

Mönchspfeffer

Im Volksmund wird er auch „Keuschlamm" genannt. Er wurde im Mittelalter von Mönchen gekaut, um die Libido abzuschwächen. Schon Homer erwähnt den Mönchspfeffer als Symbol für Keuschheit und als Schutz gegen das Böse.

Die Wissenschaft fand inzwischen heraus, dass der Mönchspfeffer eine **hormonelle Wirkung** hat, und also seine Früchte erfolgreich als Mittel bei unregelmäßiger Menstruation, aber auch zur Unterstützung der Fruchtbarkeit angewendet werden können. Der Mönchspfeffer besitzt eine antiandrogene Wirkung – das heißt, er hemmt die männlichen Sexualhormone – und eine Progesteronwirkung. Das Progesteron oder auch Gelbkörperhormon ist ein weibliches Geschlechtshormon, das für den Zyklus und für die Heranreifung eines Eies, seine Einnistung in die Gebärmutter und für die Aufrechterhaltung einer Schwangerschaft essentiell ist. Eine Erhöhung dieses Hormons kann bei unregelmäßiger Menstruation regulierend auf den Zyklus wirken. Der Mönchspfeffer kann auch andere Menstruationsbeschwerden wie PMS (prämenstruelles Syndrom) lindern.

Ein zu niedriger Progesteronspiegel oder ein unregelmäßiger Zyklus kann eine Schwangerschaft erschweren, hier kann Mönchspfeffer die **Fruchtbarkeit** fördern.

Außerdem erhöhen die Früchte des Mönchpfeffers die Muttermilchproduktion.

Um eine Wirkung zu erzielen, muss Mönchspfeffer auf jeden Fall über eine längere Zeit regelmäßig genommen werden. Man kann ihn als Tee trinken, am besten in Teemischungen, aber es gibt ihn auch in Form von Tropfen oder Tabletten auf dem Markt.

KRÄUTER zum Einleiten der Menstruation

Nach einer längeren Hormonbehandlung, nach einer schweren Erkrankung oder weil der Hormonhaushalt durcheinander geraten ist, kann es vorkommen, dass die Periode über eine ungewöhnlich lange Zeit aussetzt. Spätestens dann merken wir oft, dass unsere monatliche Blutung etwas natürliches ist und wir fühlen uns nicht wohl, wenn unser Körper aus dem Gleichgewicht gerät. Hier können wir mit menstruationsfördernden Kräutern versuchen etwas nachzuhelfen, um den Körper wieder ins Gleichgewicht zu bringen.

Viele Kräuter wirken einleitend auf die Menstruation, sie bewirken eine Durchblutung des kleinen Beckens und können damit die Blutung fördern.

Alle diese Pflanzen wirken dadurch auch wehenstimulierend und sind während der Schwangerschaft kontraindiziert. Einige Pflanzen wurden früher als Abtreibungsmittel verwendet oder in der Geburtshilfe als wehenfördernde Mittel eingesetzt.

Ich will ausdrücklich vor dem Herumexperimentieren mit abtreibenden Kräutern **warnen**: Pflanzen sind nicht immer harmlos und können gefährliche Komplikationen hervorrufen!

Beifuß

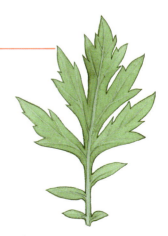

Beifuß ist eine der ältesten Heilpflanzen der Menschheit. Er wurde schon in prähistorischen Zeiten verwendet und findet in den verschiedensten Kulturen Anwendung.

In der Antike galten der Beifuß und sein Bruder, der Wermut, als **Geschenk der Göttin an die Frauen**. Er war der Göttin Artemis geweiht, wie der lateinische Name „artemisia" zeigt. Sie war die Schutzgöttin der Hebammen, der Gebärenden und der Frauen allgemein.

In Italien hieß sie Diana, die Mondgöttin. Sie wurde als

Herrin der Amazonen, als Herrscherin über die Wildnis und die Tiere, als Jägerin, als Hexengöttin, als Jungfrau, als Heilerin und als Schamanin verehrt. Der Beifuß trug auch den Namen „dianaria", Pflanze der Diana.

In der Frauenbewegung der 60er und 70er Jahre wurde die wilde Göttin zum Symbol gegen die Unterdrückung der Frauen.

In Ägypten war der Beifuß der Göttin Isis geweiht, sie ist eine Muttergöttin, die ebenfalls als Schutzgöttin für Frauen, Schwangerschaft und Geburt verehrt wurde. Im Mittelalter zählte der Beifuß zu den Johanniskräutern, die in der Sommersonnwendnacht gepflückt wurden. Bei den traditionellen Sonnwendfesten umgürteten sich die Frauen mit Beifußgirlanden, die dann ins Sonnwendfeuer geworfen wurden. Es ist nicht verwunderlich, dass Beifuß im Mittelalter wegen dieser engen Verbundenheit zu heidnischen Ritualen und Göttinnen und nicht zuletzt auch anhand seiner Verwendung als Abtreibungsmittel, als Hexen- und Teufelskraut galt.

In der modernen Schulmedizin ist die Bedeutung des Beifuß fast gänzlich verlorengegangen. Er wird als Mittel bei Magen- und Darmbeschwerden, zur Verdauungs- und Appetitanregung erwähnt. Aber in der Volksmedizin wurde er, von der Antike bis in die Neuzeit, als ein Mittel zur Erleichterung der Geburt, zur Wehenförderung und zum Einleiten der Menstruation verwendet und gilt heute noch als wichtiges Frauenkraut. In der TCM werden „Beifuß-Zigarren" zur Moxabustation verwendet: Die Beifußrollen werden dazu angezündet und über bestimmte Akupunkturpunkte gehalten, die durch die Wärme stimuliert werden. In der Frauenheilkunde wird das Moxen zum Beispiel zur Geburtsvorbereitung verwendet, oder damit ein Baby sich aus der Steißlage in die richtige Geburtsposition dreht. Auch bei Regelschmerzen kann mit Moxen geholfen werden.

Weitere menstruationsfördernde Kräuter

Wacholderbeeren, Rosmarin, Petersilienwurzel, Poleiminze, Tausendguldenkraut, Salbei, Bärlapp, Raute, Zimt, Angelikawurzel, Liebstöckel, Mutterkraut.

Achtung: Alle diese Kräuter sind während der Schwangerschaft kontraindiziert!

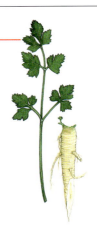

PMS – das prämenstruelle Syndrom

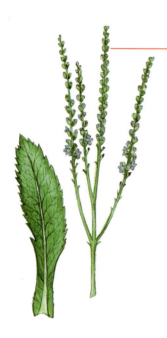

Eisenkraut

Das Eisenkraut verdankt **seinen Namen** wahrscheinlich der „weisen Frau Eysen", einer germanischen Göttin, die der ägyptischen Isis gleichzusetzen ist. Im Volksmund wurde es auch Isenkraut genannt. Die Isis wiederum entspricht der Venus, daher wurde das Eisenkraut auch der Venus zugeordnet und galt als Kraut für die Liebe, für den Geist und für Reichtum. Sowohl in der Antike wie auch bei den Germanen und Kelten war das Eisenkraut ein Zauberkraut und wurde für Räucherungen und als Amulett für Liebeszauber, Reichtum und für den sechsten Sinn verwendet. Es sollte Dämonen vertreiben und vor Verhexungen schützen. In Wales wurde Eisenkraut als Schutzkraut im Haus aufgehängt oder geräuchert.

Im Mittelalter wurde es als Schutz während der Schwangerschaft als Amulett getragen und als Schutz für das Neugeborene ins Wochenbett gelegt.

In der Volksheilkunde wird das Eisenkraut bis heute bei PMS verwendet. Es hat eine **östrogene Wirkung** und mildert Menstruationsbeschwerden wie menstruationsbedingte Migräne und depressive Verstimmungen. Eisenkraut stimuliert die Gebärmuttermuskulatur und regt die Milchproduktion an, deswegen wird es auch in Geburtsvorbereitungstees eingesetzt. Es ist außerdem ein Tonikum für die Nerven und eignet sich als Tee oder Räucherung bei Stress und Konzentrationsmangel.

Schwangerschaft und Geburt

Viele Frauen erleben ihre Schwangerschaft und Geburt als etwas **ganz Besonderes** und immer mehr Frauen wollen, dass diese Zeit auch so natürlich und harmonisch wie möglich verläuft. Die patriarchale Medizin der letzten Jahrhunderte hat die natürlichen Zyklen der Frauen zu Krankheiten verkehrt. Wie die Menstruation wird auch die Schwangerschaft wie eine Krankheit behandelt, anstatt sie als etwas **Natürliches und Wunderschönes** zu sehen. Auch die Geburt wurde zu einem sterilen klinischen Ereignis, das nicht mehr mit den Frauen, dem Neugeborenen und ihren Bedürfnissen, in Einklang steht. Ich möchte in keiner Weise die Errungenschaften der modernen Medizin schmälern, es ist gut, dass es die Möglichkeit zu Kaiserschnitt und Anästhesien gibt, wenn es notwendig ist und die Frau es wünscht, und keine Frau sollte ein schlechtes Gewissen haben müssen, weil sie ihr Kind mit Kaiserschnitt oder Anästhesie zur Welt gebracht hat. Auch bei einem Kaiserschnitt – solange er mit Kreuzstich erfolgt – kann auf die Bedürfnisse von Mutter und Kind Rücksicht genommen werden, indem die Mutter das Baby noch im OP in die Arme bekommt und gleich im Anschluss an die Operation stillen kann. Wir wissen inzwischen, wie wichtig die ersten Stunden nach der Geburt für die **Mutter-Kind-Bindung** sind. Solange medizinisch nichts dagegen spricht, sollte es selbstverständlich sein, dass das Baby noch an der Nabelschnur bei der Mutter und auch dem Vater bleibt. Für das Baden und alle wichtigen Untersuchungen ist ein paar Stunden nach der Geburt noch immer Zeit. In vielen Geburtshäusern und Kliniken darf der Vater mittlerweile die Nabelschnur durchschneiden und bei den Untersuchungen dabei sein.
Kann das Baby kurz nach der Geburt schon an die Brust angelegt werden, wird dadurch die **Milchproduktion** besonders angeregt und der Saugreflex des Babys ist besonders stark: Auch wenn es noch nicht wirklich

trinkt, ist der Grundstock für eine funktionierende **Stillbeziehung** gelegt – das ist auch nach einem Kaiserschnitt mit Lokalnarkose möglich. Sollte dann aber nicht alles so verlaufen, wie es die werdende Mutter für sich und ihr Baby gewünscht hat, ist das dennoch nicht tragisch. In den ersten Tagen gibt es genug Zeit, alles nachzuholen – solange die Mutter und das Neugeborene Zeit und Ruhe haben, sich aufeinander einzustellen und nicht durch den Krankenhausalltag gestört werden. Viele Frauen wollen die erste Zeit nicht von ihrem Baby getrennt werden. Das ist auch nicht nötig. Aber noch immer geben nicht alle Kliniken die Möglichkeit zu einem Rooming in, bei dem das Baby die ganze Zeit im Zimmer der Mutter bleibt, es kann neben oder auch bei ihr im Bett schlafen, wird dort gewickelt und nach Bedarf gestillt. Die Mutter kann bei den Untersuchungen und beim Baden dabei sein. Manche Frauen dagegen wollen sich in den ersten Tagen und Nächten erholen und sind froh, wenn das Baby im Kinderzimmer schläft. Es ist daher sinnvoll und wichtig, sich die **Geburtsklinik** genau anzuschauen und nach den eigenen Wünschen auszuwählen. Wie sind sie Entbindungsräume ausgestattet, wie hoch ist die Kaiserschnittrate, wird Dammschnitt routinemäßig gemacht, gibt es Rooming in, ist die Klinik stillfreundlich, wie sind die Hebammen und Kinderschwestern, habe ich die Möglichkeit selber zu entscheiden, wann ich aufwachen und schlafen will, kann mein Partner bei mir bleiben, kann ich meine eigene Hebamme mitnehmen usw. Oder will ich doch lieber eine Hausgeburt oder ein Geburtshaus?

Wichtig ist es auch, sich davon zu überzeugen, ob die angebotenen Möglichkeiten dann auch tatsächlich wahrgenommen werden können. Fast alle Kliniken schmücken sich mittlerweile mit dem Prädikat „stillfreundlich" oder „Rooming in", aber oft ist es dann nicht ganz so.

Wichtig ist, dass die Mutter selber entscheiden kann, wie sie die Geburt und die Tage danach erleben möchte und oft sind die Bedürfnisse im Endeffekt anders als die Vorstellungen, die man sich davon gemacht hat. Durch die Schulmedizin können viele Frauen und Kinder gerettet werden, die früher vielleicht kaum Überlebenschancen gehabt hätten, auch die guten Überlebenschancen für Frühgeborene wären ohne medizinische und klinische Spitzenversorgung nicht möglich. Dennoch sollten wir nicht vergessen, dass wir – bei einer gut verlaufenden Schwangerschaft – nicht krank sind und auch nicht so behandelt werden müssen. Wir können fast alles tun, was uns Spaß macht, solange wir dabei kein unnötiges Risiko eingehen. Die meisten Frauen spüren selber sehr gut, was ihnen und ihrem Kind gut tut, sie lassen sich nur durch Ärzte, Bücher und andere Meinungen verunsichern. Das Beste ist es, einmal abzuschalten, alle Stimmen von außen zum Schweigen zu bringen und nur auf sich selber und das kleine Wesen im Bauch zu hören.

Bewegung, Sport, solange es keine Extremsportarten mit hohem Verletzungsrisiko sind, und **eine ausgewogene Ernährung** sind eine gute Vorraussetzung für eine gesunde Entwicklung von Mutter und Kind. Besonders eignen sich Sportangebote, die speziell für Schwangere sind wie Bauchtanzen, Yoga und Turnen für Schwangere, da sich hier Bewegung mit Entspannung und Atemtechniken vereinen. Gerade bei der Ernährung ist es sinnvoll, auf den Bauch zu hören, in den meisten Fällen weiß das Kleine ganz genau, was es braucht, deswegen sollten wir seltsamen Essensgelüsten einfach nachgeben, denn wahrscheinlich braucht das Baby gerade diese Nährstoffe, allerdings dürfen wir mit Süßigkeiten und Fetten nicht übertreiben. Bei starkem Übergewicht kann Schwangerschaftsdiabetes entstehen, der eine ernste Gefahr für das Baby und die Geburt darstellt. Im Allgemeinen ist die Schwangerschaft aber eine Zeit, die wir Frauen besonders genießen und in der wir uns auch ausreichend Zeit für uns nehmen sollten. Es ist eine aufregende Erfahrung, das eigene Kind im Mutterleib wachsen zu spüren. Leider geht es nicht allen Frauen während der Schwangerschaft immer nur gut, besonders die ersten drei Monate können von Übelkeit und Erbrechen, Müdigkeit und hormonellen Veränderungen gezeichnet sein. Oft sind aber die lästigen Begleiterscheinungen nach den ersten drei Monaten vorüber und die folgenden Monate können die meisten Frauen sehr genießen. In den letzten Wochen sollten wir anfangen, uns auf die Geburt vorzubereiten. Die meisten Schwangeren sind jetzt schön langsam froh, dass die Schwangerschaft sich dem Ende neigt. Nicht nur der immer größer werdende Bauch macht ihnen zu schaffen. Die häufigsten **Beschwerden** während der letzten Wochen sind angeschwollene Beine, Sodbrennen und natürlich Nervosität und Schlafstörungen. Mutter Natur kennt für alle Stadien der Schwangerschaft und für die Zeit danach Pflanzen, die unser Wohlempfinden unterstützen können und uns helfen, unseren Körper und Geist auf Schwangerschaft, Geburt und Stillzeit vorzubereiten.

Kräuter, die während der Schwangerschaft kontraindiziert sind

Einige Kräuter sind aufgrund ihrer abtreibenden Wirkung während der ganzen Schwangerschaft **kontraindiziert**: Alle Kräuter und ihre ätherischen Öle, die menstruationseinleitend sind, da sie eine Durchblutung des kleinen Beckens bewirken und daher Wehen auslösen können. Dazu zählen Beifuß, Rosmarin als Tee und ätherisches Öl, Zimt in großen Mengen und als ätherisches Öl, Nelkenöl, Ingweröl, Fenchelöl. Weiters alle stark entwässernden Pflanzen und Öle wie Petersilienwurzel, Poleiminze, Wacholderbeeren und ihre ätherisches Öle. Salbei ist aufgrund seines Thujongehaltes und der milchreduzierenden Wirkung ebenfalls während der gesamten Schwangerschaft kontraindiziert.
Und auch alle abführenden Pflanzen, wie Sennesblätter, da sie zu Kontraktionen im Unterbauch und Urogenitaltrakt führen.

Schwangerschaft

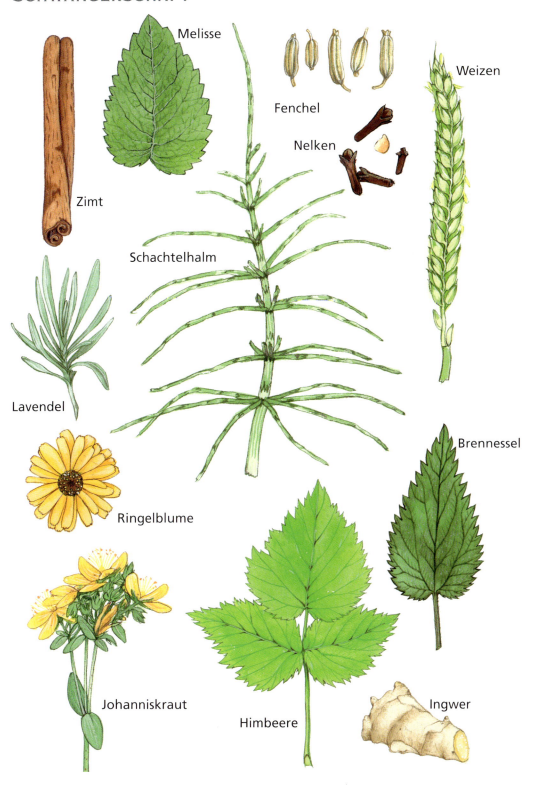

KRÄUTER für Schwangerschaft und Geburt

Gebärmutterstärkung

Schwangerschaftstee	
Rosenblüten	20 g
Lavendelblüten	20 g
Melisse	10 g
Himbeerblätter	20 g
Zinnkraut	10 g
Frauenmantel	10 g

Himbeerblätter

Himbeerblätter sind ein uraltes **Hebammenkraut**. Himbeerblätter enthalten Gerbstoffe, die adstringierend wirken, deswegen kennt die Schulmedizin sie nur als Mittel gegen Durchfall, aber in der Volksheilkunde wurden sie schon immer als **Gebärmutterkraut** eingesetzt. Das hat sich bis heute nicht geändert. Himbeerblätter wirken stärkend auf die Gebärmuttermuskulatur und sind daher das ideale Kraut für die Schwangerschaft und Geburtsvorbereitung. Himbeerblättertee kann während der gesamten Schwangerschaft bis zur Geburt getrunken werden.

Auch Frauenmantel und Eisenkraut haben eine gebärmutterstärkende Wirkung. Frauenmantel kann schon ab dem dritten Schwangerschaftsmonat in Schwangerschaftstees enthalten sein. Eisenkraut hingegen wird erst in geburtsvorbereitenden Tees zugesetzt, kurz vor dem Geburtstermin, da es auch wehenfördernd ist.

Morgendliche Übelkeit

Ingwer

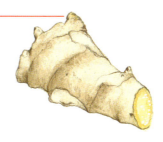

Übelkeit und Erbrechen sind oft die ersten Anzeichen für eine Schwangerschaft, es heißt, dass die morgendliche Übelkeit ein gutes Zeichen für eine stabile Schwangerschaft ist. Die meisten Frauen kennen dieses flaue Gefühl sehr gut, bis hin zu mehrmaligem Erbrechen. Die Übelkeit kann sich im Laufe des Tages, oder wenn man etwas gegessen hat, verbessern. Oft hilft es, erst einmal im Bett zu frühstücken und nicht gleich aufzustehen, außerdem mehrmals am Tag kleinere Mahlzeiten zu sich zu nehmen.

Ingwer ist ein gutes Mittel gegen Übelkeit und Erbrechen und kann bei **Reisekrankheit** und auch bei Schwangerschaftserbrechen angewendet werden, solange eine stabile Schwangerschaft vorliegt.

Auch Pfefferminze und Melisse haben eine beruhigende Wirkung auf den Magen.

Tee gegen Schwangerschaftserbrechen

Melisse	20 g
Pfefferminzblätter	40 g
Ingwer	20 g

Geschwollene Beine

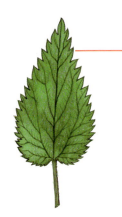

Brennessel und Schachtelhalm

Geschwollene Beine, Füße und Hände gehören vor allem gegen Ende der Schwangerschaft zu den häufigsten Schwangerschaftsbeschwerden. Die Wasseransammlung im Körper gehört zur Vorbereitung auf die Geburt. Da während der Geburt viel Blut und somit auch Flüssigkeit verloren wird, kann der Körper auf die Wasserreserven zurückgreifen. Daher sollte eine starke Entwässerung unbedingt vermieden werden. Außerdem wirken viele entwässernde Pflanzen auch wehenfördernd und sind daher kontraindiziert.

Brennessel und Schachtelhalm sind allerdings **milde Entwässerungsmittel**, ohne wehenfördernde Wirkung, und daher auch für eine sanfte Entwässerung bei geschwollenen Beinen während der Schwangerschaft geeignet. Die im Schachtelhalmkraut enthaltene Kieselsäure hat eine festigende Wirkung auf das Bindegewebe. Es wird auch „Zinnkraut" genannt, weil es früher zum Putzen von Zinngeschirr benutzt wurde.

Beide Pflanzen können während der Schwangerschaft angewendet werden, allerdings erst ab dem dritten Schwangerschaftsmonat und nur nach Absprache mit einer Hebamme.

Geburtsvorbereitungstee

Brennessel	*5 g*
Fenchel	*10 g*
Himbeerblätter	*15 g*
Melisse	*5 g*
Frauenmantel	*10 g*

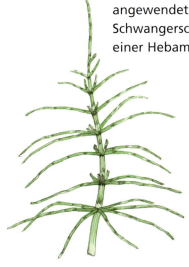

Öle

Wenn der Bauch und die Brüste wachsen, dehnt sich die Haut und kann reißen – das sind die typischen Schwangerschaftsstreifen, die als helle Linien an Bauch, Oberschenkel und Brust zu sehen sind. Weizenkeimöl enthält viel Vitamin E, das die Haut geschmeidig und elastisch hält. Durch regelmäßige Massage der Haut mit Weizenkeimöl können Schwangerschaftsstreifen reduziert oder gar vermieden werden.

Es eignet sich ebenfalls zur Dammmassage während des letzten Schwangerschaftsdrittels. Damit kann der Damm weich und elastisch gemacht werden, damit er bei der Geburt nicht reißt oder geschnitten werden muss.

Johanniskrautöl kann bei einem Kaiserschnitt oder Dammschnitt zur Pflege der Narbe verwendet werden.

Schwangerschaftsstreifenöl

45 ml Weizenkeimöl
5 ml Nachtkerzenöl
5 Tropfen Lavendelöl
5 Tropfen Lemongrasöl
1 Tropfen Rosenöl oder
3 Tropfen Rosengeranie

Geburtsöl

Für die Duftlampe oder mit 25 ml Jojobaöl und 25 ml Aprikosenkernöl vermischt.
Als Massageöl:
5 Tropfen Lavendelöl
10 Tropfen Mandarine
3 Tropfen Vanille
5 Tropfen Rosenholzöl

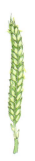

Hebammen / HAUSAPOTHEKE SCHWANGERE

Geburtseinleitende Kräuter

Pflanzen, die die Gebärmutterdurchblutung stimulieren, wirken wehenfördernd. Sie können nach Überschreiten des Geburtstermins als Tee getrunken werden, wenn die Gefahr einer künstlichen Geburtseinleitung besteht. Diese Kräuter sollten aber nur nach Absprache mit einer Hebamme angewendet werden.
Auch die ätherischen Öle von Fenchel, Nelken, Zimt und Ingwer wirken wehenauslösend.

Geburtseinleitender Tee

Nelken	20 g
Zimt	20 g
Ingwer	20 g
Eisenkraut	20 g
Himbeerblätter	20 g

Die alternative Hausapotheke für Schwangere nach Indikationen

Dammvorbereitung:
Weizenkeimöl

entspannend:
Lavendel als Tee oder ätherisches Öl für Bäder, Duftlampe, Massageöl; Melisse als Tee

gebärmutterstärkend:
Himbeerblätter als Tee

Geschwollene Beine:
Schachtelhalmkraut als Tee

Milchbildung:
Fenchel als Tee

Schwangerschaftsstreifen:
Weizenkeimöl

Übelkeit und Erbrechen:
Ingwer als Tee

Fenchel: in Geburtsvorbereitungs- und Stilltees, zur Milchbildung

Himbeerblätter: gebärmutterstärkend, Schwangerschaftstee ab Beginn der Schwangerschaft, Geburtsvorbereitungstee

Ingwer: gegen Schwangerschaftsübelkeit, nur bei stabiler Schwangerschaft

Johanniskrautöl: zur Narbenpflege nach Kaiserschnitt oder Dammschnitt

Lavendel: zur Entspannung als Tee oder als Öl für Bäder und Massagen

Melisse: als Tee zur Beruhigung

Ringelblumensalbe: zur Pflege der Brustwarzen

Schachtelhalmkraut: als Tee bei geschwollenen Beinen

Weizenkeimöl: gegen Schwangerschaftsstreifen und zur Dammmassage

Hebammen / STILLZEIT

Die Stillzeit

Muttermilch ist die beste Nahrung für den Säugling, darüber sind sich inzwischen alle Experten einig. Trotzdem gibt es noch immer Kinderärzte und Kliniken, die nicht stillfreundlich sind, das heißt sie ermutigen und helfen jungen Müttern nicht beim **Stillen**, sondern empfehlen sehr schnell das Zufüttern mit Ersatznahrung, was in den meisten Fällen unnötig ist. Fast alle Frauen haben während der Schwangerschaft und kurz nach der Geburt den Wunsch, ihr Baby zu stillen. Doch oft erweist sich das als nicht so einfach. Manchmal muss das Stillen von Mutter und Baby erst gelernt werden. Dazu braucht es eine ruhige, liebevolle Umgebung und viel Geduld mit sich und dem Säugling.

Der Milcheinschuss kann drei bis vier Tage nach der Geburt dauern, bis dahin enthält die Vormilch, das **Kolostrum**, alles, was das Neugeborene braucht. Die dickflüssige Vormilch kommt allerdings nur in wenigen Tropfen, was bei vielen Frauen die Sorge auslöst, das Kind müsse hungern, weil die Mutter zu wenig Milch habe. Es braucht Geduld und das Wissen, dass der Körper alles hat, was der Säugling braucht. Sollte das Neugeborene in den ersten Nächten weinen, hat es vielleicht Durst, dann ist es besser, ihm ein bisschen Fencheltee zu geben.

Sobald die Milch einschießt, braucht das Baby aber keine zusätzliche Nahrung oder Flüssigkeit mehr, die Milch ist optimal auf den Säugling eingestellt. Zuerst fließt die dünnflüssige Milch, die den Durst des Babys stillt, dann kommt die nahrhafte dickflüssigere Milch, daher sollte das Baby an einer Brust mindestens zwanzig Minuten trinken und dann erst an die andere Brust angelegt werden.

Am besten ist das so genannte Stillen nach Bedarf, bei dem das Baby immer angelegt wird, wenn es Hunger hat und nicht nach der Uhr. So kann die Milch sich opti-

Milchbildungstee

Anis   20 g
Fenchel   20 g
Kümmel   20 g
Mönchspfeffer 20 g

Baby- und Stilltee

Kamillenblüten 20 g
Fenchel   20 g
Kümmel   20 g
Melissenblatt 10 g
Lavendelblüten 20 g

Stillöl

Ist zur Pflege der Brustwarzen und zur Anregung der Milchproduktion geeignet:
25 ml Ringelblumenöl
25 ml Mandelöl
3 Tropfen Fenchelöl
2 Tropfen Kümmelöl
2 Tropfen Römische Kamille
3 Tropfen Lavendelöl

mal an den Bedarf des Säuglings anpassen. In den ersten Wochen ist es ganz normal, wenn das Baby rund um die Uhr alle drei bis vier Stunden trinkt. Das ist sogar gut so, da die Milchproduktion durch das häufige Saugen des Babys angeregt wird. Es kann aber vorkommen, zum Beispiel während einer Wachstumsphase, dass das Baby plötzlich wieder öfter, sogar alle zwei Stunden gestillt werden will. Durch das häufige Anlegen des Säuglings wird die Milchproduktion angeregt und der Körper produziert mehr Milch und stellt sich damit auf den erhöhten Bedarf des Babys ein.

Bei einer **Brustentzündung** muss nicht zwingend abgestillt werden, es empfehlen sich Waschungen der Brust mit Käsepappel, häufiges Anlegen und Wechseln der Stillposition, um eine vollständige Entleerung der Brust zu erreichen. Auch die Einnahme von Antibiotika muss kein Grund zum Abstillen sein, da es Antibiotika gibt, die nicht unbedingt oder kaum in die Muttermilch übergehen – die Vorteile des Stillens überwiegen hier. Seit den 70er Jahren gibt es Stillvereinigungen von Hebammen und Kinderärzten, die sich für das Stillen und eine stillfreundliche Umgebung in den Spitälern einsetzen. Bei **Stillschwierigkeiten** und Fragen rund ums Stillen empfiehlt es sich, eine Stillgruppe aufzusuchen oder eine Hebamme um Hilfe zu bitten.

Die Stillbeziehung zwischen Mutter und Kind ist etwas Einzigartiges und Einmaliges. Stillen dient nicht nur zur Nahrungsaufnahme, es vermittelt auch einen innigen Kontakt zwischen Mutter und Kind und „stillt" das Bedürfnis beider nach Zärtlichkeit.

STILLEN UND ERSTE WOCHEN

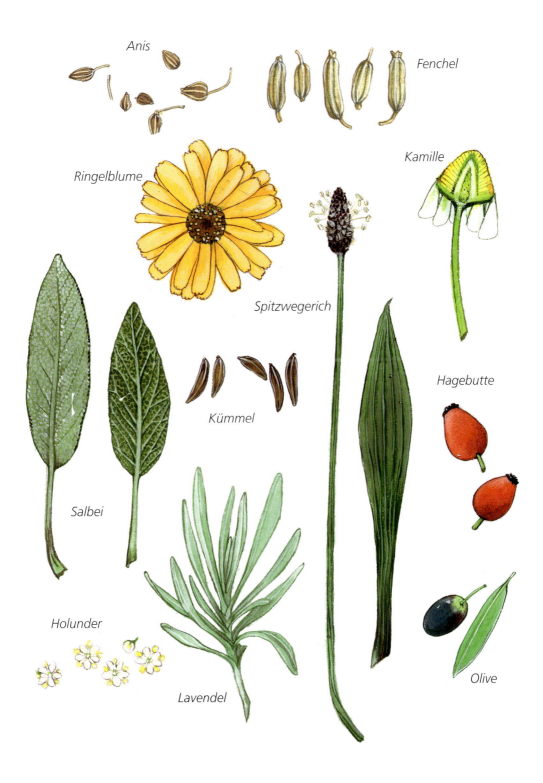

KRÄUTER für die ersten Wochen und die Stillzeit

Fenchel, Anis und Kümmel

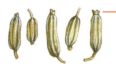

Der **Fenchel** ist eine der ältesten Heilpflanzen der Antike. Dort wurde er vor allem zur Anregung der Milchproduktion, zum Einleiten der Menstruation und in der Geburtshilfe als wehenförderndes Mittel eingesetzt. Aber auch in der Kinderheilkunde wurde der Fenchel schon damals verwendet.
Im Mittelalter galt er aber aufgrund seiner abtreibenden Wirkung als Hexenkraut.

Alle drei Heilpflanzen haben sehr ähnliche Wirkungen und werden meist in Kombination eingesetzt. Sie sind vor allem in der **Säuglingsheilkunde** sehr beliebt. Es sind so genannte Karminativa, das heißt sie wirken durch ihre ätherischen Öle blähungstreibend.
Fenchel wird alleine oder in Kombination mit Anis, Kümmel und Kamille bei Säuglingen als Tee eingesetzt, die unter starken Blähungen leiden.
Während Fenchel vor allem als Tee verwendet wird, wird ätherisches Kümmelöl in der Säuglingsheilkunde zu Zäpfchen gegen Blähungen verarbeitet. Die ätherischen Öle von Fenchel, Anis und Kümmel sind Inhaltstoffe von Massageölen und so genannten „Windsalben", die für die Babybauchmassage gegen Blähungen verwendet werden.

Fenchel ist obligatorischer Bestandteil von Stilltees, da er auf der einen Seite die Milchproduktion anregt, und auf der anderen Seite die positive Wirkung bei Blähungen schon über die Muttermilch an das Baby weitergegeben wird. Er wird in der Volksmedizin auch Frauenfenchel oder Kinderfenchel genannt. Wegen der milchbildenden Wirkung kann Fenchel schon in Geburtsvorbereitungstees enthalten sein.
Ätherisches Fenchelöl hingegen kann für Brustöle zur Anregung der Milchproduktion verwendet werden,

---

Baby-Blähungsöl
Für eine sanfte Massage für den Babybauch:
50 ml Ringelblumenöl
1 Tropfen Fenchelöl
1 Tropfen Kümmelöl
1 Tropfen Römische Kamille

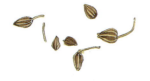

darf aber – da es wehenfördernd ist – nicht während der Schwangerschaft angewendet werden.

Alle drei sind auch gute **Hustenmittel** für Kinder, wobei hier der Fenchel am besten wirkt, weil er das Abhusten von Schleim fördert. Er kann als Tee oder als Sirup, am besten mit etwas Honig, getrunken werden. Die Früchte aller drei Pflanzen sollten vor der Zubereitung als Tee in einem Mörser leicht zerstampft werden, damit die ätherischen Öle optimal freigesetzt werden können.

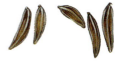

Abstillen

Das Baby sollte idealerweise die ersten sechs Monate ausschließlich gestillt werden. Ab dann beginnt man langsam mit dem Zufüttern. Das Abstillen ist ein mehr oder weniger langsamer Prozess, manche Kinder wollen sofort richtig essen und stillen sich innerhalb von ein paar Wochen selber ab, andere wollen die Brust nicht aufgeben und werden sehr lange noch zusätzlich gestillt.

Eines sollte man aber bedenken, vor allem, wenn man innerhalb der ersten sechs Monate abstillen will: Diese Entscheidung kann selten rückgängig gemacht werden. Hat man mit dem Zufüttern begonnen und das Baby trinkt weniger an der Brust, lässt auch die Milchproduktion allmählich nach.

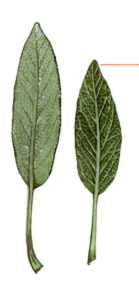

Salbei

Der Salbei wirkt reduzierend auf alle Körpersekretionen, das heißt er **verringert** auch die **Milchproduktion**. Er kann als Tee getrunken werden, um das Abstillen zu erleichtern.

Die ersten Wochen

Kamille

Die Kamille ist fast ein **Allheilmitte**l für Kinder und kann in vielen Varianten schon bei den Kleinsten angewendet werden.
Sie hilft als Tee bei Blähungen, Übelkeit, Bauchschmerzen und Erbrechen.
Ätherisches Kamillenöl kann als Zusatz in Bädern oder in der Duftlampe bei Schlafstörungen und Unruhe bei kleinen Kindern verwendet werden. Es hat eine charakteristische tiefblaue Farbe, die erst bei der Destillation der Blüten entsteht.

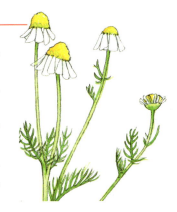

Babyhaut

Ringelblume

Sowohl Salbe als auch das Öl eignen sich sehr gut für die **Säuglingspflege**, zum Beispiel im Windelbereich, bei einem wunden, roten Popo. Ringelblumensalbe kann auch bei kleineren Verletzungen der **Haut** als Heilsalbe angewendet werden. Außerdem ist sie eine gute Kälteschutzcreme.
Ringelblumenöl eignet sich als Pflege- und Badeöl für empfindliche Baby- und Kinderhaut.
Zinksalbe hingegen schützt die Haut vor Nässe und ist daher ebenfalls eine gute Salbe für den Babypopo, da sie die Haut unter der Windel vor Wundsein schützt.
Für eine trockene Babyhaut im Gesicht und am Körper kann Olivenöl in eine neutrale, parfumfreie Creme gerührt werden, es pflegt sehr trockene und zu Ekzemen neigende Haut optimal.
Olivenöl und Ringelblumenöl können auch beim sogenannten Milchschorf auf die Kopfhaut aufgetragen werden.

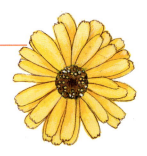

Erkältungen Baby

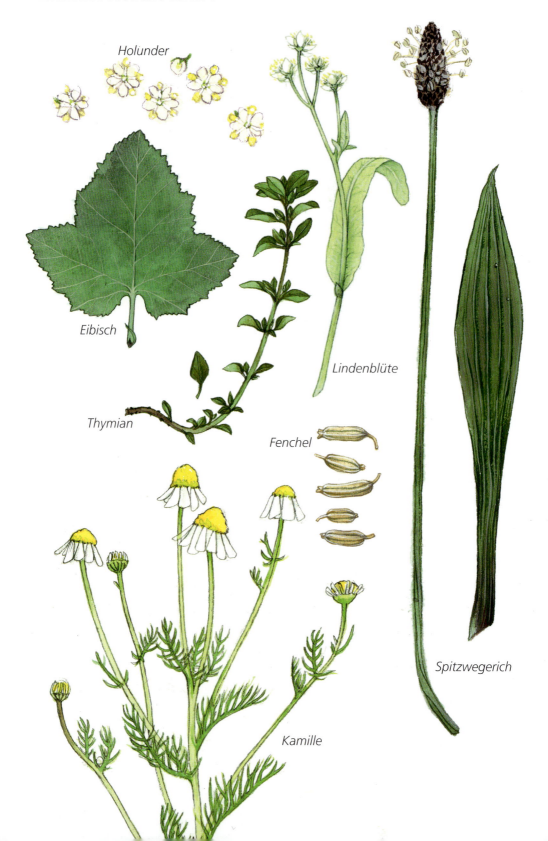

Erkältungen bei Babys und Kleinkindern

Oft ist es nicht einfach, ein geeignetes Mittel bei Husten, Schnupfen und Fieber zu finden. Die meisten Kräuter, die auch schon bei Babys und Kleinkindern angewendet werden dürfen, wurden schon in anderen Zusammenhängen beschrieben, hier noch einmal eine Zusammenfassung.

Bei **Fieber** empfiehlt sich für Kinder ab cirka sechs Monaten Lindenblütentee, er ist schweißtreibend und dadurch fiebersenkend. Ein altes Hausmittel zur Senkung von hohem Fieber sind auch die so genannten „Essigpatscherln", dazu umwickelt man die Füße des Kindes mit in Essigwasser getränkten Tüchern.

Auch Holunderblütentee ist schweißtreibend und fiebersenkend, enthält außerdem viel Vitamin C und stärkt die körpereigenen Abwehrkräfte.

Babys und kleine Kinder können Spitzwegerichsirup bei zähem, verschleimtem **Husten** einnehmen. Er wirkt besonders gut auf die Lunge und die Bronchien. Die meisten Kinder nehmen den süßen Sirup gerne. Oft wird er in Apotheken noch selber hergestellt und ist daher ohne Zusatzstoffe.

Auch Fencheltee mit Honig wirkt gut bei zähem Husten, allerdings ist Honig erst für Kinder ab einem Jahr erlaubt.

Ätherisches Thymianöl in der Duftlampe bei Babys und Thymiantee zum Trinken oder Inhalieren bei größeren Kindern wirkt hustenstillend, krampflösend und beruhigend bei Husten und Asthma.

Eibischwurzel enthält Schleimstoffe und wirkt nicht nur schleimlösend, sie beruhigt auch den Hustenreiz und ist vor allem als Sirup, oft in Kombination mit Thymian, für kleine Kinder geeignet.

Sehr gut helfen auch Einreibungen auf der Brust bei **Husten und Schnupfen**, allerdings sollte kein Menthol enthalten sein, da es zu Atemdepressionen führen kann. Hier gibt es spezielle Einreibungen und Inhalationslösungen für Babys ohne Menthol.

Hebammen / HAUSAPOTHEKE BABY

Erkältungstee für Kinder

Fenchel	10 g
Lindenblüten	10 g
Holunderblüten	10 g
Hagebutten	20 g
Orangenschalen	20 g
Himbeerblätter	10 g
Thymian	10 g

Bei **Schnupfen** sind meersalzhältige Nasensprays schon bei Babys angezeigt, sie befeuchten die Nase und lösen zähen Schleim und Verkrustungen, ältere Kinder können auch mit Meersalz inhalieren.

Inhalationen mit Kamillenblüten helfen bei **Infektionen der Atemwege**, vor allem der Bronchien und der Neben- und Stirnhöhlen.

Die alternative Hausapotheke für Babys nach Indikationen

Blähungen:
Fenchel, Kümmel, Anis als Tee oder Stilltee oder Babyblähungsöl

Bauchschmerzen, Übelkeit, Erbrechen: Kamille als Tee

Erkältung:
Kamille als Inhalation, Holunderblüten als Tee oder Sirup, Hagebutten als Tee

Hautpflege und Reinigung:
Ringelblumenöl, Olivenöl

Unruhe, Zahnen:
Kamille als ätherisches Öl und Tee, Lavendel als Tee oder ätherisches Öl

Husten:
Spitzwegerich als Sirup

Wundheilung, Windelbereich:
Ringelblumensalbe, Zinksalbe

Fenchel, Kümmel, Anis: gegen Blähungen, als Baby- oder Stilltee

Hagebutten: als Tee bei Erkältungen

Holunder: als Tee oder Sirup zur Stärkung des Immunsystems bei Erkältungen

Kamille: bei Bauchschmerzen, Blähungen, Erbrechen, Unruhe und Zahnen als Tee, als Inhalation bei Erkältungen

Lavendel: bei Schlafstörungen und Unruhe als Tee oder Öl für Bäder, Duftlampe und Massage, bei Insektenstichen

Olivenölsalbe: bei trockener Haut zur Pflege

Ringelblumensalbe: zur Pflege der Haut und des Babypopos, als Heilsalbe für einen geröteten Popo und für kleinere Hautverletzungen

Ringelblumenöl: zur Hautpflege und Reinigung des Popos

Spitzwegerichsirup: bei Husten

Zinksalbe: als Schutz für den Windelbereich gegen Nässe

Hebammen / Wechsel

Die Zeit des Wechsels

In manchen vorchristlichen Kulturen galt die Zeit des Wechsels als ein **Schritt zur weisen Frau**. Man glaubte, die Frauen können nun ihr Menstruationsblut im Körper zurückhalten, was sie zu mächtigen Zauberinnen machte.
Die Großmütter und Clan-Ältesten waren die Hüterinnen des Wissens und der weiblichen Geheimnisse, die sie den jungen Frauen in den langen Winternächten am Feuer weitergaben.
Ihnen wurde besondere Verehrung entgegengebracht, der Stamm fragte sie um Rat, denn sie verkörperten die Schicksalsgöttinnen, die am Schicksalsfaden der Menschen und des Clans spannen. Sie konnten außerdem mit den Hausgeistern und Ahnen kommunizieren.
Heute hat die Menopause, das Ausbleiben der Menstruation, für viele Frauen etwas sehr Negatives. Es bedeutet für sie den Verlust von Fruchtbarkeit und Jugend, dabei ist es der Eintritt in eine neue Phase, die Zeit der weisen Frau, die wieder unabhängig und frei ist und tun und lassen kann, was sie will. Oft sind in dieser Phase die Kinder schon groß und selbständig und es gibt kein Risiko einer ungewollten Schwangerschaft. Im Idealfall können Frauen sich ihre Zeit frei einteilen und tragen nur für sich selber Verantwortung.

In unserer Gesellschaft sind ältere Frauen leider oft nicht viel wert, wir sind geprägt von den medialen Bildern, die uns junge und schlanke Frauen präsentieren, die doch eigentlich in vielen Fällen von unzähligen Schönheitsoperationen gezeichnet und entstellt sind und die uns ein Ideal vorspielen, das für kaum eine Frau erreichbar ist und ältere Frauen komplett diskriminiert.

Dabei sind es die Erfahrungen und das Erlebte, was viele Frauen so schön und sinnlich macht. Jede Falte, die von schönen und leidvollen Erlebnissen erzählt, ein Körper, der von Liebe, von Kindern und vielleicht auch von Schmerzen berichtet.

Wir Frauen sollten unseren Körper mit all seinen Zyklen annehmen können, wie er ist, denn er erzählt von unserem Leben und unserer Person. Durch die Akzeptanz unseres Körpers und seiner dazugehörenden Veränderungen, haben wir oft auch weniger Beschwerden.

Viele Frauen genießen das bewusste Erleben ihrer Zyklen, aber manche Frauen leiden darunter.

Gegen die so genannten **Wechselbeschwerden** gibt es synthetische Hormonpräparate, die den Hormonhaushalt wieder ausgleichen und dadurch die häufigsten Beschwerden verschwinden lassen, aber auch für Frauen, die keine Hormone nehmen wollen, hat die Natur einige wirksame Kräuter parat.

In den letzten Jahren sind pflanzliche Präparate gegen Wechselbeschwerden stark in Mode gekommen – durch die heftigen Diskussionen über die umstrittene Hormonersatztherapie. Inzwischen werden immer mehr Pflanzen zur Hormonersatztherapie entdeckt.

Die weisen Frauen wussten wahrscheinlich genau darüber Bescheid, welche Pflanzen hormonelle Wirkung haben und daher bei Wechselbeschwerden eingesetzt werden konnten. Aber durch die über Jahrhunderte männlich dominierte Medizin war das Klimakterium bis vor kurzem kaum ein Thema.

Pflanzliche Hormone

Manche Pflanzen enthalten so genannte **Phytoöstrogene**, das sind Substanzen, die die körpereigene Hormonausschüttung regulieren und in unserem Körper dieselben Veränderungen hervorrufen wie die entsprechenden Hormone, aber ohne negativen Einfluss auf unseren Körper.

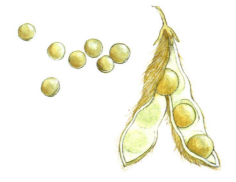

Wechsel

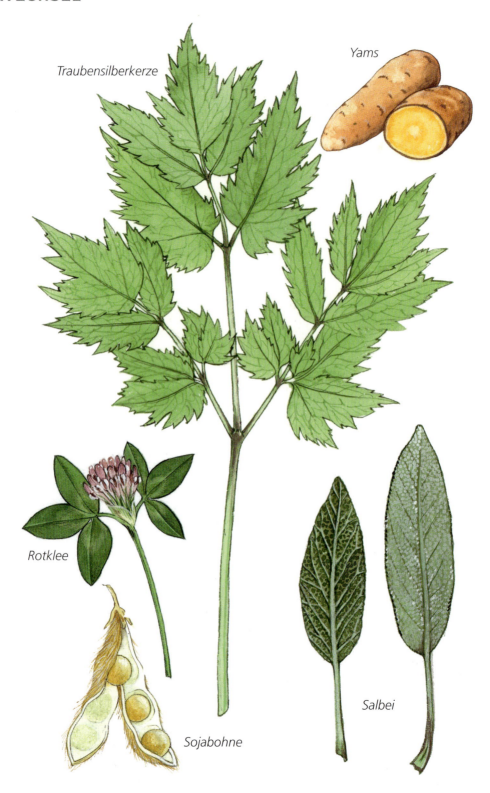

KRÄUTER für die Zeit des Wechsels

Rotklee und Soja

Asiatische Frauen leiden viel weniger unter Wechselbeschwerden, was wahrscheinlich auf den häufigen Konsum von Soja und Sojaprodukten zurückzuführen ist. Soja und auch Rotklee enthalten Isoflavone, die eine phytoöstrogene Wirkung haben. Die isolierten Isoflavone werden meist als Tabletten eingenommen, Rotklee kann aber auch als Tee getrunken werden. Die Phytoöstrogene können Wechselbeschwerden lindern, da sie den Hormonhaushalt wieder ausgleichen. Außerdem hat der Anstieg des Östrogenspiegels eine schützende Wirkung für Herz- und Kreislauf und kann eventuell sogar Brustkrebs vorbeugen und eine Behandlung unterstützen. In der Volksmedizin wurde Rotklee bei Brustkrebs eingesetzt.

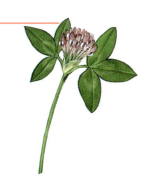

Yamswurzel

Die Yamswurzel ist keine heimische Arzneipflanze, sie ist dennoch erwähnenswert, um die Liste der am häufigsten angewendeten Phytoöstrogene zu komplettieren. Bei den Mayas und Azteken wurde sie als Schmerzmittel eingesetzt. Bei den mittel- und nordamerikanischen Indianer hingegen wurde sie bei Menstruations- und Wechselbeschwerden, Wehenschmerzen und Problemen der Eierstöcke verwendet. Sie hat eine **progesteronähnliche Wirkung** und kann daher ergänzend zu den Phytoöstrogenen im Klimakterium angewendet werden. Das in der Yamswurzel enthaltene Diosgenin, das für die Progesteronwirkung verantwortlich ist, war Ausgangssubstanz zur Entwicklung der ersten Antibabypille.

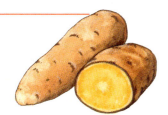

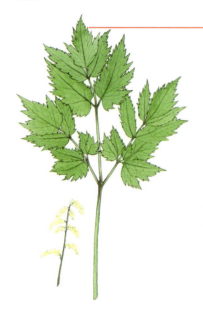

Traubensilberkerze

"Cimcifuga" ist ebenfalls keine heimische Pflanze, sie kommt aber bei uns häufig in **Arzneispezialitäten** gegen Wechselbeschwerden vor. Die nordamerikanischen Indianer verwendeten die Traubensilberkerze bei Menstruations- und Wechselbeschwerden. Sie hat ebenfalls phytoöstrogene Wirkung und hilft daher gegen alle Klimakteriumsbeschwerden, indem sie den Östrogenhaushalt reguliert. Cimcifuga hat eine beruhigende Wirkung, zusammen mit Johanniskraut hilft sie bei Stimmungsschwankungen. Außerdem wirkt sie entzündungshemmend und hilft daher bei Gelenksentzündungen, die auch gehäuft im Wechsel auftreten können.

Hitzewallungen

Salbei

In der Antike wurde der Salbei als Frauenkraut verwendet und noch heute heißt es in Mittelmeerländern, Salbei und Rosmarin gedeihen nur in einem Haus, in dem die Frau dominiert. Die Indianer verwendeten den Salbei als Verhütungsmittel und bei Wechselbeschwerden. Er wirkt wegen seiner **sekretionshemmenden Wirkung**, die die Schweißbildung unterdrückt vor allem gegen Hitzewallungen. Salbei hat eine abtreibende Wirkung und ist daher während der Schwangerschaft kontraindiziert, außerdem hemmt er die Milchbildung.

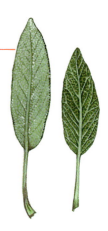

KAPITEL **3**

Kräuterfrauen

Zauberpflanzen und Hexensalben – einst und heute

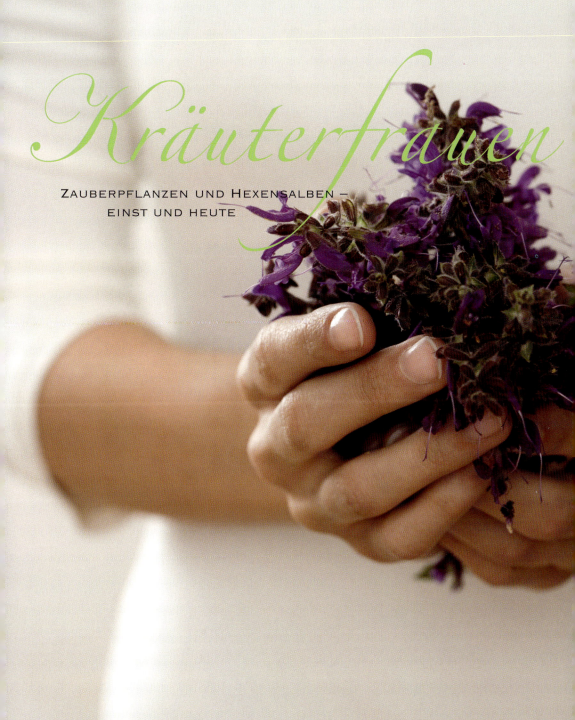

Kräuterfrauen / ZAUBERPFLANZEN

Sagenhafte Zauberpflanzen

Kräuter waren schon immer untrennbar mit **Magie** verbunden. Die Hexe, die Zaunreiterin, konnte in beide Welten sehen. In der anderen Welt, der „Anderswelt", waren auch die Kräuter zuhause und daher war es wichtig, die Sprache des Waldes und der mystischen Wesen zu sprechen, die darin wohnten, wenn man Kräuter sammeln ging.
Es war unvorstellbar, mit Kräutern zu arbeiten ohne Magie zu betreiben: Die Rituale beim Sammeln, Zubereiten und Verabreichen waren notwendig für die Wirkung.

Einige Pflanzen wurden allerdings mehr für magische Praktiken verwendet und galten daher als echte **Hexenpflanzen**. Oft waren es giftige oder Rausch erzeugende Pflanzen, doch auch diese Kräuter wurden und werden noch immer pharmazeutisch genutzt.
Über die Bedeutung der sagenhaften Hexenpflanzen in Mythologie und historischer, wie moderner Medizin möchte ich im Folgenden noch berichten.

Zauberpflanzen

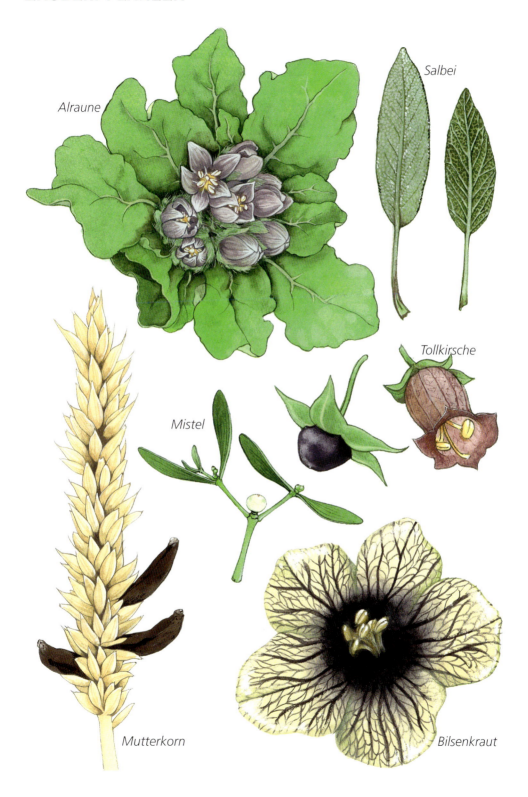

Die Nachtschattengewächse

Alraune

Die Alraune oder **Mandragora**, wie sie in vielen alten Kräuterbüchern auch genannt wird, ist wohl eine der sagenumwobensten Pflanzen aus dem Hexengarten. Vor allem im Mittelalter und der frühen Neuzeit gab es einen wahren Kult um die Zauberwurzel.

Viele **Mythen und Legenden** ranken sich um die Alraune, die bei uns nicht heimisch ist, sondern aus dem wärmeren Mittelmeerraum stammt. Der Name Alraune stammt vom althochdeutschen Wort „alrune" oder „albruna". Rune oder auch „raunen" bedeutet soviel wie „geheimnisvoll flüstern". Bei den Germanen wurden Frauen, die seherische Fähigkeiten hatten, als Alraunen oder Alrunen bezeichnet, was „die Geheimnis-Wissende" hieß.

Die Alraune wurde auch Galgenmännchen genannt, weil man glaubte, dass sie an Wegkreuzungen unter einem Galgen wuchs, aus dem letzten Samen, den der Erhängte im Augenblick seines Todes vergoss. In der Antike hieß sie auch „Prometheuskraut". Prometheus wurde von Zeus an einen Felsen gekettet, wo ein Adler an seiner Leber fraß, die sich ständig erneuerte. Aus dem Saft der Leber, der auf die Erde tropfte, entstand die Alraune.

Die Mandragora ist der Göttin Aphrodite geweiht. Ihre Früchte wurden auch „die goldenen Äpfel der Aphrodite" genannt und galten als besonders starkes Aphrodisiakum.

Die Alraune wird aber auch der Medea zugeordnet, sie verkörpert die abendländische Hexe, die schön, jung und verführerisch, aber auch furchterregend, hässlich und alt ist. Medea ist eine Zauberin, die die Wirkungen von Kräutern und Giften kennt, sie ist Heilerin, Schamanin und Giftmischerin zugleich. Sie wird oft mit Schlangen in den Haaren und Händen dargestellt, die

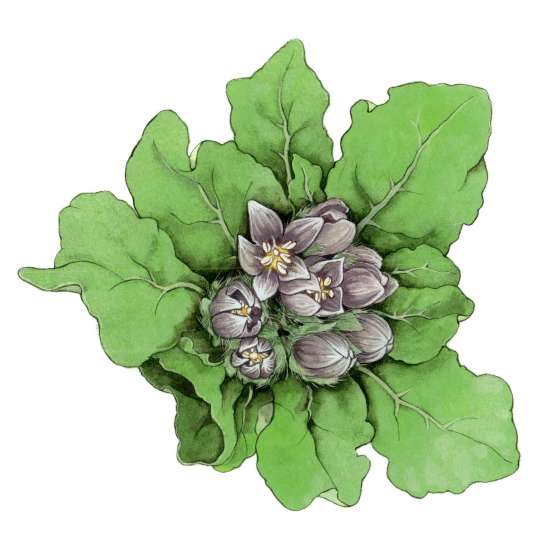

ein Symbol für Heilkraft waren und noch immer sind, wie wir am Symbol der ApothekerInnen sehen können, das einen Kelch mit einer Schlange darstellt.
In Ägypten fand man im Grab des Tutenchamun Alraunenfrüchte als Grabbeigaben. Die Ägypter nannten die Früchte „Liebesäpfel".

Als besonders magisch galt die **Alraunenwurzel**. Sie hat eine menschenähnliche Gestalt und wurde auch sehr oft menschlich dargestellt. Im Volksmund nannte man sie „Alraunenmännchen" und unterschied männliche und weibliche Alraunen. Das Alraunenmännchen wurde, wie eine Puppe, in Samt und Seide gekleidet und in kostbaren Kästchen aufbewahrt. Die Alraunenwurzel wurde als Talisman verwendet. Geld sollte sich über Nacht verdoppeln, wenn eine Alraune dazugelegt wurde. So konnte sie Wohlstand ins Haus bringen und galt als Schutzamulett. Außerdem sollten unfruchtbare Frauen schwanger werden, wenn sie eine Alraune unter das Ehebett legten. Sie wurde außerdem als Aphrodisiakum, als Mittel zur Geburtserleichterung, als Abtreibungsmittel und als Schutz vor Verhexung des Viehs verwendet.

Vor allem um das **Ausgraben der Wurzel** ranken sich zahlreiche Geschichten. Beim Ausgraben soll sie einen so markerschütternden Schrei ausstoßen, das jeder Anwesende sofort tot umfällt. Man musste daher die Alraune am Schwanz eines schwarzen Hundes anbinden und diesen mit einem Stück Fleisch fortlocken, so dass der Hund die Alraune aus der Erde zieht und durch den Schrei tötet. Man durfte dabei nur nicht vergessen, sich die Ohren zuzustopfen. Der Schrei der Alraune sollte vermutlich den Geburtsschrei und den Übertritt vom Leben zum Tod und wieder zurück darstellen. Dazu passt die Verwendung der Alraune als Mittel zur Linderung der Geburtsschmerzen.
Es hieß auch, es sei schwierig sich der Alraune zu nähern, da sie sich immer wieder in die Erde zurückzog und man sie daher nicht finden könne. Erst wenn sie

mit Urin oder Menstruationsblut besprengt werde, könne sie herausgezogen werden.

Im **Mittelalter** gab es einen regen Handel mit echten und vor allem auch mit gefälschten Alraunenwurzeln, vor allem die Wurzeln der Zaunrübe, der Gelben Rübe und der Allermannsharnisch wurden als Alraunen verkauft, wobei der typisch menschlichen Form der Alraunenwurzel durchaus auch durch Schnitzen nachgeholfen wurde. Fahrende Händler zogen durch die Lande und verkauften die meist gefälschten Alraunenwurzeln zu teuren Preisen. Zur Zeit der Inquisition waren der Besitz und die Verwendung einer Alraune ein Indiz für Hexerei, vor allem auch, weil sie angeblich ein Bestandteil der berüchtigten Hexensalben war. Herzog Maximilian von Bayern erließ 1611 ein Gesetz, das das Ausgraben, den Handel und auch den Besitz und die Verwendung von Alraunen unter Strafe stellte. Der Kult um die magische Wurzel hielt bis ins 20. Jahrhundert an.

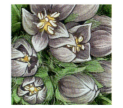

Auch Hildegard von Bingen dämonisiert die Alraune: Wegen ihrer menschenähnlichen Form sei die den Einflüsterungen des Teufels zugänglicher. Liegt sie allerdings einen Tag und eine Nacht im Quellwasser, kann ihr das Böse ausgetrieben und sie so dann als Mittel gegen Depressionen verwendet werden.

Auch in der **Literatur** war die Alraune als Hexenkraut sehr beliebt, so wird sie bei Goethes Faust, bei Shakespeares Romeo und Julia und bei Heinrich der IV. erwähnt.

Anwendung einst: Die Alraune wird schon sehr lange als Heil- und Zauberpflanze verehrt.
In der Antike wurde sie für Liebestränke verwendet. Die Assyrer benutzten die Wurzel der Alraune als Schmerz- und Betäubungsmittel, bei Zahnschmerzen, Wehenschmerzen und Magenbeschwerden. Bis ins Mit-

Kräuterfrauen / NACHTSCHATTENGEWÄCHSE

telalter wurde sie als Anästhetikum, als Tonikum, als Aphrodisiakum, als Narkotikum und als Rauschmittel verwendet.

Sie galt als ein Wunderheilmittel und wurde zur Behandlung von zahllosen Erkrankungen herangezogen. So half die Zauberwurzel angeblich bei Abszessen, Entzündungen der Augen, der Gelenke, der Gebärmutter und der Haut. Sie konnte Besessenheit, Hysterie und Depressionen heilen, half bei Gicht, Geschwüren, Knochenschmerzen, Impotenz, Kopfschmerzen, Leberschmerzen, Unfruchtbarkeit, Schlangenbissen, Vergiftungen und gegen Würmer. Alraunenwein wurde im Mittelalter vor Operationen verabreicht, aufgrund der schlaffördernden und betäubenden Wirkung.

In der Frauenheilkunde wurde die Alraune bis zur frühen Neuzeit, als der Gebrauch von Alraunen unter Strafe gestellt wurde, als Abtreibungsmittel, aber auch zur Linderung von Geburts- und Menstruationsschmerzen eingesetzt.

Anwendung heute: Seit der Zeit der Hexenverfolgung gilt die Alraune als Zauber- und Rauschpflanze. Ihre Anwendung als Heilkraut ist auch aus der Volksheilkunde gänzlich verschwunden.

Sie gehört zu den Nachtschattengewächsen und hat, wie viele andere Verwandte, eine psychoaktive Wirkung. Sie ruft erotische Träume und Halluzinationen hervor. Eine Überdosierung kann zu Atemlähmung führen.

Bilsenkraut

Das schwarze Bilsenkraut ist wohl das bekannteste **Hexenkraut**. Es ist das Kraut der Hekate, der Hexengöttin, die vor allem als Göttin der Unterwelt bekannt ist. Hekate ist aber auch die Schutzpatronin der Hebammen. Im Mittelalter wurde sie als Herrin über alle Dämonen bezeichnet.

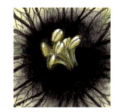

Das Bilsenkraut ist **eine der ältesten Heil- und Ritualpflanzen** und war schon bei den vorindogermanischen Völkern Mitteleuropas bekannt. Es soll auf den Tontafeln der Sumerer, drei Jahrhunderte vor der Zeit, aufgezeichnet sein. Wahrscheinlich war das Hexenkraut auch eine Ritualpflanze der Wikinger. Es wurde in Gräbern aus der Eiszeit gefunden und auch in Österreich fand man Bilsenkrautsamen in Urnen, die aus der frühen Bronzezeit stammten. Die Römer nannten das Bilsenkraut „insania", die „Wahnsinnerzeugende" und auch „apollinaris", Pflanze des Apollos. Die Priesterinnen des Apollos räucherten Bilsenkrautsamen, um sich in Trance zu versetzen und Visionen zu empfangen und die Zukunft vorhersagen zu können.

Auch bei den Germanen und Kelten galt das Bilsenkraut als wichtige Zauber- und Ritualpflanze und als Orakelpflanze. Bei den Kelten war es dem Sonnengott Belenus geweiht und die Germanen verwendeten Bilsenkraut zum Würzen von Met, für Wetterzauber und zum Auffinden von Schätzen. Die Gallier hingegen vergifteten ihre Wurfspieße mit Bilsenkrautsud.
Im alten Griechenland hieß die Pflanze „hyoscyamos", die Schweinebohne. In der griechischen Mythologie lockte die Zauberin Kirke, eine Tochter des Apollos, die Männer des Odysseus mit ihrem Gesang zu sich und mischte ihnen Bilsenkraut ins Essen, worauf sie sich in Schweine verwandelten.

Eine andere Geschichte erzählt, dass Herkules, als er in das Reich des Hades hinabstieg, den Höllenhund Kerberos, der die Tore zum Totenreich bewachte, ans

Kräuterfrauen / NACHTSCHATTENGEWÄCHSE

Tageslicht brachte. Dort, wo der Geifer des Hundes auf den Boden spritze, wuchs das Bilsenkraut. Bis in die Neuzeit galt das Bilsenkraut in allen Kulturen als Aphrodisiakum. Meist wurden die Blätter oder die Samen geraucht oder geräuchert. In den mittelalterlichen Badehäusern wurden Bilsenkrautsamen geräuchert, um eine erotische Stimmung zu erzeugen. In den Augen der Kirche waren diese Badehäuser Stätten der Sünde, was den Ruf des Bilsenkrautes als Hexen- und Teufelskraut noch verschlechterte.

Die Samen der Bilse wurden auch dem **Bier** beigemischt, um die berauschende Wirkung zu verstärken, da der Alkoholgehalt im Bier früher viel niedriger war. Daher stammt auch der Name „Pils". Anfang des 16. Jahrhunderts wurde der Zusatz von Bilsenkraut allerdings erstmals verboten. Mit dem Reinheitsgesetz von 1516 galt dieses Verbot für ganz Deutschland. Trotz des Verbotes wurde das Bilsenkraut weiterhin bis ins 19. Jahrhundert dem Bier zugesetzt. Erst als der Alkoholgehalt angehoben wurde, konnte es aus der Bierbrauerei verbannt werden. Bilsenkrautbier hat übrigens eine blutrote Farbe, was vielleicht den Glauben erklärt, die Hexen würden Blut für ihre Rituale verwenden.

Aus dem heiligen Kraut der Heiden wurde schließlich ein Hexenkraut, dessen Besitz – wie die Alraune – als Beweis für Hexerei galt. In vielen Inquisitionsprozessen wird das Bilsenkraut als Liebeszauber und als Mittel für Verhexungen und Giftanschläge angeführt. Bei Shakespeare wird der Vater von Hamlet getötet, indem ihm im Schlaf Bilsenkrautsaft ins Ohr geträufelt wird. Wahrscheinlich wurde das Bilsenkraut immer wieder für Giftmorde, Diebstähle oder das Gefügigmachen von jungen Mädchen missbraucht.

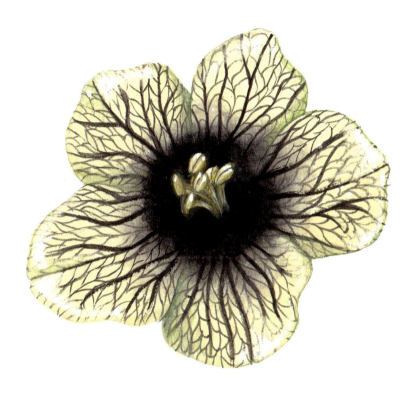
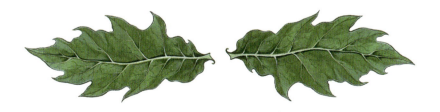

Anwendung einst: Von der Antike bis heute wurde das Bilsenkraut als **schmerzstillendes und krampflösendes Mittel** verwendet. Vor allem bei Magenkrämpfen, Keuchhusten, Zahnschmerzen, Menstruationsschmerzen, Nervenschmerzen und als Asthmazigaretten wurde Bilsenkraut eingesetzt. Bilsenkrautsalbe wurde bei schlecht heilenden Wunden, bei Spinnenbissen und Geschwüren angewendet.

Im Mittelalter wurde es wie die Alraune als Betäubungsmittel bei Operationen und als schmerzlinderndes Mittel bei der Geburt eingesetzt. Noch im 19. Jahrhundert wird das Bilsenkrautöl als Einreibung bei Rheuma und in Form von Umschlägen bei Koliken und Blasenkrämpfen empfohlen.

Anwendung heute: Die Hauptwirkstoffe des Bilsenkrautes sind die **Tropanalkaloide Scopolamin, Atropin und Hyoscyamin**. Die Alraune enthält dieselben Alkaloide, allerdings in etwas anderer Zusammensetzung, so dass die Wirkung schwächer ist als die des Bilsenkrautes.

Das Scopolamin hat eine starke antiemetische Wirkung und wurde wegen dieser Wirkung gegen Übelkeit bis vor einigen Jahren in Form von Scopolamin-Pflastern, die hinter das Ohr geklebt wurden, gegen Reisekrankheit eingesetzt.

Wegen der krampflösenden Wirkung des Hyoscyamins gibt es heute noch Präparate zur Krampflösung bei Koliken, Menstruations- und Magenkrämpfen auf dem Markt, die halbsynthetisch hergestellte Hyoscyaminderivate enthalten. Bilsenkraut wurde zu allen Zeiten und in vielen Kulturen auch als Rauschmittel verwendet. Es wirkt zentral stimulierend, daher führt es zu Erregungszuständen, Sinnestäuschungen und Halluzinationen. Die Wirkung hält cirka drei bis vier Stunden an, halluzinogene Nachwirkungen können aber noch nach drei Tagen auftreten. Bei Überdosierung kommt es zu Delirien, Koma und Atemlähmung.

Das Kraut ist auch für die meisten Tiere giftig, nur Schweine scheinen immun dagegen zu sein.

Die Anwendung von Bilsenkraut oder Bilsenkrautsamen zur Räucherung ist allerdings ungefährlich. Bilsenkrautöl kann als erotisches Massageöl verwendet werden und hat, äußerlich angewendet, keine Nebenwirkungen.

Statt Aprikosenkernöl kann auch Bilsenkrautöl verwendet werden, das eine tief-grüne Farbe hat und in Apotheken immer noch erhältlich ist. Bilsenkrautöl ist natürlich nur für die äußerliche Anwendung als Massageöl geeignet.

Sinnliches Massageöl
50 ml Aprikosenkernöl
50 ml Wildrosenöl
(Hagebuttenkernöl)
5 Tropfen Ylang-Ylang
5 Tropfen Rosengeranie
2 Tropfen Vanilleextrakt
2 Tropfen Patchouli

Kräuterfrauen / Nachtschattengewächse

Tollkirsche

Die Tollkirsche war im Altertum vor allem als Giftpflanze bekannt. Sie trägt ihren Namen nach der **Schicksalsgöttin Atropos**, die eine der drei Moiren aus der griechischen Mythologie war. Die Göttin Klotho spinnt den Lebensfaden, Lachesis misst den Faden und Atropos schneidet ihn am Ende des Lebens ab.

Der Beiname Belladonna bedeutet „schöne Frau" und ist ein Hinweis auf die Anwendung der Tollkirsche in der Antike. Die Italienerinnen träufelten sich Tollkirschensaft in die Augen, um ihre Pupillen zu erweitern, da große Pupillen als Schönheitsideal galten. Die Alraune wurde als Mandragora der Aphrodite bezeichnet, während die Tollkirsche Mandragora der Hekate genannt wurde. In der antiken und mittelalterlichen Literatur kam es daher immer wieder zu Verwechslungen der beiden verwandten Pflanzen.

Die Tollkirsche wurde auch als männliche Mandragora bezeichnet. Sie galt als **Aphrodisiakum für Frauen**, bei Männern soll sie dagegen antiaphrodisisch wirken. Sie wird von der Antike bis ins 20. Jahrhundert mit Giftmorden in Verbindung gebracht. In den Hexenprozessen der frühen Neuzeit wird die Tollkirsche immer wieder als Mittel zur Vergiftung und zur Zauberei erwähnt. Angeblich konnten die Schotten im 11. Jahrhundert die Norweger besiegen, da sie ihnen mit Tollkirschen vergiftetes Bier bringen ließen.

Anwendung einst: In der Antike wurde die Tollkirsche als **Schmerz- und Betäubungsmittel** verwendet, aber auch zur **Vertreibung von Dämonen**. Damit ist wahrscheinlich die Behandlung von Geisteskrankheiten, Depressionen und Psychosen gemeint. Im 19. Jahrhundert wurde das Extrakt der Tollkirsche bei Gelbsucht, Epilepsie, Keuchhusten, Nervenkrankheiten, Augenentzündungen, Hautkrankheiten, Nierenkoliken und Erkrankungen der Harnwegsorgane und der Atemwege eingesetzt. Das Kraut wurde ebenso wie Bilsenkraut bei Asthma und Bronchitis geraucht.

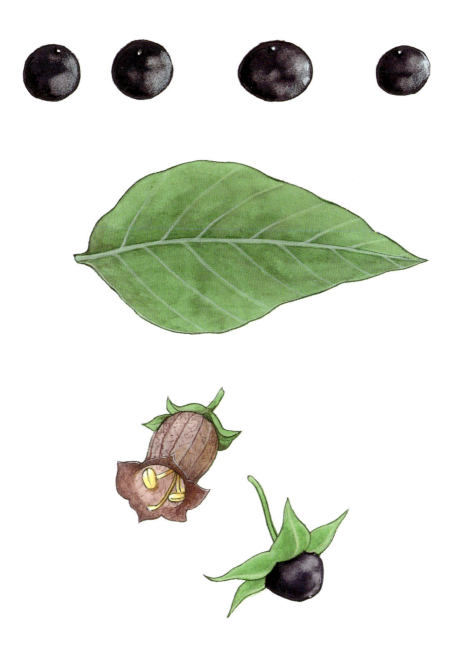

Kräuterfrauen / Nachtschattengewächse

Anwendung heute: Die Alkaloide Scopolamin, Atropin und Hyoscyamin werden teilweise noch immer in **Rheumapflastern** und als **krampflösende und schmerzstillende Mittel**, meist in Form von Injektionen oder Zäpfchen, verwendet. Das Atropin wird in der **Augenheilkunde** eingesetzt, um die Pupillen zu erweitern und den Augenhintergrund messen zu können.

Die Beeren der Tollkirsche haben den höchsten Gehalt an Alkaloiden, schon wenige Beeren führen zu Halluzinationen und Bewusstseinsveränderungen. Allerdings können auch schon geringe Dosen zu Vergiftungserscheinungen führen. Bei Kindern reichen zwei bis drei Beeren für eine tödliche Wirkung.

Bei Überdosierung kommt es zu Rötungen des Gesichts, Mundtrockenheit, beschleunigtem Puls, Pupillenerweiterung, Schluckbeschwerden, Wahnvorstellungen und Halluzinationen, Tobsucht, Krämpfen und nach einigen Stunden zum Tod durch Atemlähmung.

Hexensalben

Die Existenz der Hexensalben ist heute umstritten. Die **Inquisition** behauptete, die Hexen würden, nachdem sie sich mit diesen Salben eingeschmiert hatten, zu ihren Hexensabbaten fliegen, um Buhlschaft mit dem Teufel zu betreiben. Eine Theorie ist, dass diese Salben eine Möglichkeit waren, um aus dem tristen frauen- und sexualfeindlichen Alltag zu fliehen und in Träumen Reisen und erotische Abenteuer zu erleben.

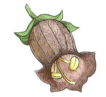

Da die meisten als Hexen angeprangerten Frauen aus ärmeren Schichten stammten und daher nicht lesen oder schreiben konnten, wissen wir nur sehr wenig über die Existenz und die Ingredienzien der Hexensalben. Wahrscheinlich waren die Inhaltsstoffe auch abhängig von Gegend und Klima, je nachdem welche Pflanzen an einem bestimmten Ort wuchsen. Aber in allen Überlieferungen sind die Hauptbestandteile der so genannten Flugsalben die Nachtschattengewächse Bilsenkraut, Alraune und Tollkirsche. Dazu wird auch oft noch Schlafmohn, Schierling und Eisenhut genannt. Vor allem der Schierling und der Eisenhut sind sehr giftige Pflanzen.

Diese Kräuter geben einem das Gefühl zu fliegen, zu schweben. Das kommt nicht zuletzt auch dadurch zustande, dass die Nachschattengewächse und der Eisenhut ein Kribbeln auf der Haut erzeugen, das sich anfühlt, als würden einem Federn wachsen. Den Personen ist in diesem Moment der Zustand des Rausches nicht bewusst, sie fallen in einen tiefen Schlaf, wofür unter anderem auch der Schlafmohn verantwortlich ist, und glauben beim Erwachen, das Geträumte wirklich erlebt zu haben.

Natürlich muss man auch die Zeit, die Umgebung und die Psyche der Menschen berücksichtigen. So war der Glaube an Übernatürliches, an Dämonen, Göttinnen und Götter nichts Ungewöhnliches. Magie und Hexen-

Kräuterfrauen / HEXENSALBEN

wesen gehörten zum Alltag. Auch ist der Rausch der Nachtschattengewächse meist sexuell gefärbt und wird als erotisch und aphrodisierend empfunden. Bei der mittelalterlichen Einstellung der Gesellschaft zur Sexualität, die stark durch die Körper- und Frauenfeindlichkeit der katholischen Kirche geprägt war, waren die Hexensalben vielleicht eine Weg, Verbotenes auszuleben.

Die Hexensalben könnten aber auch eine Möglichkeit gewesen sein, im Verborgenen verbotene heidnische Kulte zur Zeit der Hexenverfolgung weiter zu zelebrieren. Hexen, Hebammen und Kräuterfrauen waren schon immer stark verbunden mit den alten Religionen und Mythen. Für die Kirche war es nicht einfach, den heidnischen Glauben auszurotten, deswegen fallen so viele katholische Feiertage auf alte heidnische Feste – wie zum Beispiel Weihnachten auf die Wintersonnwende oder Samhain auf Allerheiligen. So wurde auch die große Göttin zur Jungfrau Maria umgewandelt, und viele Kirchen stehen auf ehemaligen heiligen Hainen. Die Rituale und Feste der Frauen wurden mit wachsender Macht der Kirche zu Teufelsanbetung und Satanismus verkehrt.

Als es immer gefährlicher wurde, heidnische Feste in der Öffentlichkeit zu feiern, wagten sich immer weniger „Hexen" an ihre heiligen Orte. So begannen sie in psychedelischer Trance auf Reisen zu gehen und hinauszufliegen. Sie legten sich vor den Ofen und salbten sich an Schenkeln, Achseln, Geschlechtsteilen oder Schläfen – an jene Stellen, an denen die Haut dünn ist und die Flugsalbe gut resorbiert wird. Es wurde behauptet, sie schmierten auch Besenstiele oder Ofengabeln mit den Salben ein und „ritten darauf".

Wir wissen es nicht, denn diese Theorien sind ebenso unbelegt wie umstritten. Vielleicht handelte es sich lediglich um schmerzstillende und betäubende Salben, die in fast jedem Haushalt zu finden waren. Dazu passt auf jeden Fall die Verwendung der Nachtschattengewächse als Mittel zur Betäubung bei Operationen und zur Linderung der Geburtsschmerzen. Außerdem wurden Alraune und Bilsenkraut heimlich zur Abtreibung eingesetzt. Bestimmt aber genügte es schon, solche Kräuter oder Salben im Haus zu haben, um als Hexe angeklagt zu werden.

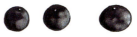

Mutterkorn

Das Mutterkorn ist eigentlich ein **Pilz**, der vor allem Roggen befällt. Das Mutterkorn ist für das so genannte **„Antoniusfeuer"** verantwortlich, eine Seuche, die nach dem heiligen Antonius, dem Schutzpatron aller Kranken benannt war. Das „heilige Feuer" beginnt in den Gliedmassen und breitet sich wie ein Feuer im ganzen Körper aus, wobei solche Schmerzen und Hitzeempfindungen entstehen, als würde man tatsächlich verbrennen.

Erst im 17. Jahrhundert erkannte man, dass die Krankheit, der Ergotismus, vom Mutterkorn herrührte, das vorwiegend auf Roggen als Schmarotzer vorkam. Die Menschen glaubten, das Mutterkorn sei ein Werk des Teufels und nannten das Roggenbrot daher auch Teufelsbrot oder Brot der Träume.

Die ersten Aufzeichnungen über Mutterkornvergiftungen stammen allerdings schon aus dem 9. Jahrhundert. In den darauf folgenden Jahrhunderten kam es immer wieder zu Ausbrüchen der Seuche. Es wurden Antonius-Krankenhäuser errichtet, um diese von Gott geschickte Krankheit mit kirchlichen Mitteln zu bekämpfen.

Etwa im 12. Jahrhundert gingen die **Massenerkrankungen** zurück, bis es im 17. und 18. Jahrhundert zu neuerlichen Epidemien kam. Vor allem in Frankreich, in Deutschland, Russland und Skandinavien gab es immer wieder Ausbrüche der Krankheit. Interessanterweise ist das auch die Zeit, in der die Hexenverfolgungen ihren Höhepunkt hatten. Wahrscheinlich wurden viele Mutterkornvergiftungen mit Hexerei in Verbindung gebracht. Es wurden Schuldige gesucht, die das Getreide verhext hatten und die Verwendung von Mutterkorn durch Hebammen in der Geburtshilfe, brachten diese in den Augen der Kirche noch mehr in den Verdacht der Hexerei.

Es könnte auch sein, dass die Hexenprozesse von Salem, 1692 in den USA, mit Mutterkornvergiftungen in Zusammenhang standen. Die Symptome der „beses-

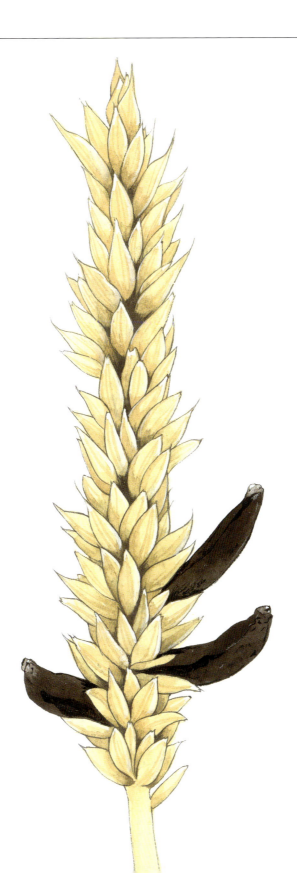

Kräuterfrauen / PFLANZEN

senen" Mädchen klingen in den Beschreibungen dieser Prozesse sehr ähnlich denen einer Mutterkornvergiftung. Die Mädchen litten an epilepsieartigen Krämpfen, ihre Glieder verrenkten sich seltsam, sie hatten Halluzinationen, Ekzeme und Hautausschläge mit Bläschenbildung und das Gefühl, zu verbrennen.
Die letzten Mutterkorn-Massenvergiftungen gab es durch verdorbenes Getreide in den 50er Jahren des letzten Jahrhunderts in Frankreich. Nach dem Genuss des mit Mutterkorn verseuchten Brotes kommt es oft zuerst zu eher angenehmen Erscheinungen, leichten Halluzinationen und Erregungszuständen. Doch nach cirka einer Woche werden die Halluzinationen heftiger, die Menschen sehen oft wilde Tiere und Monster, sie fühlen sich von Toten verfolgt und sehen sich und ihnen nahe stehende Menschen verbrennen. Die Opfer haben starke Schmerzen, ähnlich denen bei Verbrennungen und winden sich in Krämpfen. Manchmal kann es noch nach Monaten zu **Rückfällen** kommen. Bei **chronischer Vergiftung** bewirkt das Mutterkorn Durchblutungsstörungen in den Extremitäten und schließlich das Absterben der Gliedmaßen.

Anwendung einst: Trotz der extremen Giftigkeit des Mutterkorns verwendeten Hebammen bis ins 18. Jahrhundert den Pilz in der **Geburtshilfe**. Danach übernahmen die Ärzte das Mutterkorn. In der Neuzeit wurde es zum wichtigsten **Wehenmittel**, da es die Geburt beschleunigt, bei schwachen Wehen und beim Austreiben der Nachgeburt hilft.
Im Mittelalter bis ins 19. Jahrhundert wurde es auch als Abtreibungsmittel eingesetzt.

Anwendung heute: Heute werden isolierte und halbsynthetische Mutterkornderivate noch immer in der **Geburtshilfe** verwendet. Die im Mutterkorn enthaltenen Alkaloide bewirken Kontraktionen des Uterus und können so die Wehentätigkeit fördern. Das

Ergotamin führt zu Dauerkontraktionen, daher wird das weniger stark wirksame Ergometrin verwendet. Je näher der Geburtstermin rückt, desto höher ist die Empfindlichkeit der Gebärmutter auf die Alkaloide.

Das **Ergotamin** wird aufgrund seiner gefäßverengenden Wirkung bei akuten Migräneanfällen angewendet. **Dihydroergotamin** hingegen wirkt venentonisierend und wird zur Thromboseprophylaxe eingesetzt. **Halbsynthetische Mutterkornalkaloide** werden auch zur Behandlung bei Parkinson verwendet. Außerdem können sie das Prolactin hemmen, das für die Bildung der Muttermilch verantwortlich ist und werden daher zum Abstillen eingesetzt.

Der Schweizer Albert Hoffmann entdeckte bei Untersuchungen des Mutterkorns zufällig die Substanz LSD, ein halbsynthetisches Derivat des Mutterkorns.

Kräuterfrauen / PFLANZEN

Mistel

Die Mistel ist vor allem als **keltische und germanische Zauberpflanze** bekannt. Bei den gallischen Kelten galt die Mistel als heilige Pflanze der Druiden und wurde als Heil- und Zauberkraut verwendet. Aber schon in der Antike wurde die Mistel als Zauberkraut geschätzt. Der trojanische Held Äneas konnte nur mit Hilfe einer Mistel in die Unterwelt gelangen, die er dann Persephone, der Tochter der Erdenmutter Demeter, übergab. Der römische Gott Merkur öffnete mit einem Mistelzweig die Tore des Totenreichs, wenn er die Toten in die Unterwelt geleitete. Die Mistel war also eine Pflanze der Unterwelt.

Auch in der **germanischen Mythologie** hatte die Mistel einen dunklen Ruf. In der Edda, der Geschichtssammlung der Germanen, wird erzählt, dass die Götteroberhäupter Freya und Odin allen Wesen, die auf der Erde wandeln, den Schwur abgenommen haben, dem Lichtgott Badur nichts anzutun. Der listige Gott Loki lenkte den aus einer Mistel gefertigten Pfeil des blinden und unwissenden Hödurs und konnte so den unverwundbaren Badur töten. Da die Mistel, die östlich von Walhalla wohnte, keine Wurzeln auf der Erde hatte, war sie an den Eid nicht gebunden.

Im **Mittelalter** galt die Mistel als giftiges Hexenkraut, da sie auf Bäumen wächst und sich von ihnen ernährt, sie stand aber auch für die Ewigkeit und galt als mächtige Zauber- und Heilpflanze, da sie auch im Winter grün ist. Zur Wintersonnwende trugen die Menschen Mistelzweige ins Haus, sie sollten Fruchtbarkeit bringen und Kinder und Vieh vor Verhexung schützen.

Auch heute ist es – vor allem in England – Brauch, in der Weihnachtszeit einen Mistelzweig unter den Türstock zu hängen. Kommen zwei Personen darunter zusammen, so müssen sie sich küssen. Hier ist die Mistel ein Symbol für Fruchtbarkeit und ewige Liebe.

Anwendung einst: In der mittelalterlichen Heilkunde bis in die heutige Volksmedizin wird die Mistel als Mittel bei **Menstruations- und Wechselbeschwerden** eingesetzt. Außerdem wurde sie gegen die Pest, bei Krämpfen und Epilepsie und gegen Würmer und Gicht angewendet.

Anwendung heute: In der pflanzlichen Heilkunde wird die Mistel als **Blutdruckregulans** verwendet, das heißt sie wirkt ausgleichend auf einen unregelmäßigen oder zu hohen Blutdruck und wird daher vor allem in blutdrucksenkenden Tees eingesetzt. In der Volksheilkunde wird sie auch zur **Stärkung des Immunsystems** nach Infektionskrankheiten angewendet.
Die moderne Wissenschaft hat entdeckt, dass die in der Mistel enthaltenen **Viscotoxine**, eine immunmodulierende Wirkung aufweisen, was bedeutet, dass sie das Wachstum von Tumoren hemmen können. Die aus der Mistel gewonnenen Viscotoxine werden daher seit einiger Zeit erfolgreich in der **Krebstherapie** eingesetzt. Allerdings kann die Wirkung nur durch parenterale Verabreichung der isolierten Wirkstoffe erreicht werden.

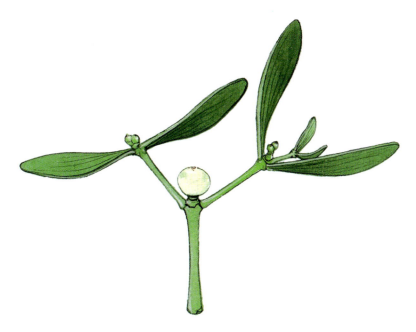

Kräuterfrauen / PFLANZEN

Salbei

Der lateinische Name „salvia", leitet sich von **salvare** ab, das **heilen** bedeutet.

Im **Mittelalter** galt der Salbei als wichtiges Zauberkraut, der sogar ewige Jugend schenken und verschlossene Türen öffnen könne. Er wirkt antierotisch und sollte auch gegen Liebeszauber wirksam sein. Deswegen – und wegen seiner abtreibenden Wirkung – galt er als typisches Hexenkraut. Es hieß, dass unter dem Salbeistrauch Kröten und Schlangen hausen, und dass ein Mädchen, das Salbeisuppe von einer Hexe zu essen bekam, Kröten statt Kinder auf die Welt bringen würde. Salbei ist eine Pflanze der alten weisen Göttin. So gibt es eine bestimmte Salbeiart – „Wahrsagesalbei" oder Salvia divinorum –, die zum Wahrsagen und Hellsehen verwendet wird. Salbei wurde und wird noch immer vor allem von den **nordamerikanischen Indianern** sowohl für magische und rituelle wie auch für Heilzwecke genutzt. Die Indianer räucherten Salbei in den Schwitzhütten – zur Reinigung, für Visionen und Trancereisen.

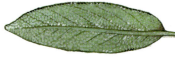

Anwendung einst: Bei den nordamerikanischen Indianern wurde der Salbei zur Verhütung und bei Wechselbeschwerden verwendet. Im Mittelalter wurde er in Spitälern zusammen mit Weihrauch geräuchert, um die Luft zu reinigen und zu desinfizieren.

Anwendung heute: Die Schulmedizin lobt den Salbei als **antibakterielles und desinfizierendes Mittel** bei Hals- und Rachenentzündungen. Bei Infektionen und Entzündungen des Zahnfleisches, der Zähne, der Mundschleimhaut, Hals, Mandeln und Kehlkopf wird mit lauwarmen Salbeitee gegurgelt oder gespült.

Auch bei Magenentzündungen hilft Salbeitee, allerdings sollte Salbei nicht über längere Zeit durchgehend getrunken werden.

Während der Schwangerschaft darf Salbeitee über-

Räucherung Reinigung

Je ein Teelöffel Salbeiblätter, Rosmarin, Lavendel, Weihrauch, Wacholderholz

haupt nicht angewendet werden. Salbei enthält Thujon, derselbe Inhaltsstoff, der auch im Absinth enthalten ist und in hohen Dosen als gesundheitsschädlich gilt und außerdem eine **abtreibende Wirkung** hat.
In Reinigungsräucherungen ist der Salbei auch heute noch ein wichtiger Bestandteil.

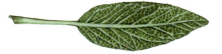

KAPITEL **4**

Pflanzenregister

Pflanzenregister / A – B

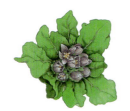

Alraune *(Mandragora officinalis)*
Verwendet wird die Wurzel und die Beeren.
Vorkommen: Südeuropa, giftig!
Blütezeit: März bis April
Hauptinhaltstoffe: Tropanalkaloide (Atropin, Hyoscyamin, Scopolamin und andere), Cumarine, Zucker und Stärke
Wirkungen: zentral stimulierend, spasmolytisch, analgetisch, narkotisierend, anästhesierend, abortativ, Hemmung der Drüsensekretion, puppilenerweiternd, Erregungszustände, Halluzinationen, Sinnestäuschungen

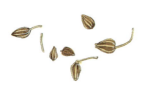

Anis *(Fructus Anisi)*
Verwendet werden die Früchte und das ätherische Öl.
Vorkommen: im Orient beheimatet, bei uns in Kulturen und teilweise verwildert
Achtung: Verwechslungsgefahr mit giftigen Verwandten!
Blütezeit: Juli bis September
Hauptinhaltstoffe: ätherisches Öl
Wirkungen: Karminativum, Hustenmittel, fördert die Milchbildung

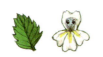

Augentrost *(Herba Euphrasiae)*
Verwendet wird das blühende Kraut.
Vorkommen: wildwachsend
Blütezeit: Juli bis September
Hauptinhaltstoffe: Iridoidglykoside, Lignane, Flavonoide, Gerbstoffe, Bitterstoffe
Wirkungen: entzündungshemmend als Umschlag bei Augenentzündungen, Bindehautentzündung, Gerstenkorn, geschwollene, müde, gereizte und gerötete Augen

Baldrian *(Radix Valerianae)*
Verwendet wird die Wurzel, als Tee oder Tinktur.
Vorkommen: wildwachsend und Kulturen
Blütezeit: Juni bis August
Erntezeit: September
Hauptinhaltstoffe: Valepotriate, ätherisches Öl, Alkaloide, Sesquiterpene
Wirkungen: entspannend, beruhigend, schlaffördernd, bei Stress, Prüfungsangst, innerer Unruhe, Schlafstörungen

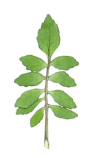

Bärentraubenblatt *(Folium Uvae ursi)*
Verwendet werden die Blätter.
Vorkommen: Nordeuropa, bei uns allerdings geschützt, daher aus Kulturen
Blütezeit: April bis Juni; Erntezeit: das ganze Jahr, da die Blätter immer grün sind
Hauptinhaltstoffe: Arbutin, Gerbstoffe, Flavonoide
Wirkungen: „Entgiftung" der Nieren, der Blase und der ableitenden Harnwege, entzündungshemmend auf die Harnblase
Zubereitung: Kaltwasserauszug!
Achtung: Nicht bei eingeschränkter Herz- oder Nierenfunktion anwenden!
Während der Schwangerschaft kontraindiziert!

Beifuss *(Herba Artemisiae)*
Verwendet wird das Kraut.
Vorkommen: wildwachsend
Blütezeit: Juni bis August
Hauptinhaltstoffe: Bitterstoffe, ätherisches Öl
Wirkungen: menstruationsfördernd, bei Magen- und Darmbeschwerden zur Anregung der Verdauung
Achtung: Während der Schwangerschaft kontraindiziert!

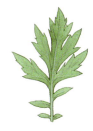

Pflanzenregister / B – E

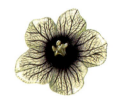

Bilsenkraut *(Hyoscyamus niger)*
Verwendet werden das Kraut, die Samen und das Öl.
Vorkommen: wildwachsend, giftig!
Blütezeit: Juni bis August
Hauptinhaltstoffe: Tropanalkaloide, Gerbstoffe, Cholin, ätherisches Öl
Wirkungen: zentral stimulierend, spasmolytisch, analgetisch, narkotisierend, antiemetisch, abortativ, anästhesierend, Hemmung der Drüsensekretion, puppilenerweiternd, Erregungszustände, Halluzinationen, Sinnestäuschungen

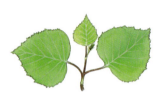

Birkenblatt *(Folium Betulae)*
Verwendet werden die Blätter.
Vorkommen: wildwachsend
Erntezeit: Frühjahr
Hauptinhaltstoffe: Flavonoide, ätherisches Öl, Gerbstoffe, Vitamin C, Bitterstoffe, Saponine
Wirkungen: Diuretikum
Achtung: Nicht bei eingeschränkter Herz- oder Nierenfunktion anwenden!

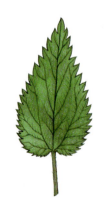

Brennnessel *(Herba Urticae)*
Verwendet wird das ganze Kraut.
Vorkommen: wildwachsend
Blütezeit: Mai bis Juni
Hauptinhaltstoffe: Flavonoide, Vitamine, Carotinoide, Mineralien, Pflanzensäuren
Wirkungen: entwässernd, stoffwechselanregend, bei Prostata- und Blasenbeschwerden, Gicht, Rheuma, Galle- und Leberbeschwerden
Achtung: Nicht bei eingeschränkter Herz- oder Nierenfunktion anwenden!

Bruchkraut *(Herba Herniariae)*
Verwendet wird das ganze Kraut mit den Blüten.
Vorkommen: wildwachsend
Blütezeit: Juni bis September
Hauptinhaltstoffe: Saponine, Flavonoide, Cumarine
Wirkungen: spasmolytisch auf die ableitenden Harnwege, leicht harntreibend, stoffwechselanregend, Hustenmittel
Achtung: Nicht bei eingeschränkter Herz- oder Nierenfunktion anwenden!
Während der Schwangerschaft kontraindiziert!

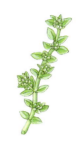

Eibischwurzel und -blatt *(Radix und Folium Althaea)*
Verwendet werden die Wurzel und die Blätter.
Vorkommen: Kulturpflanze
Blütezeit: Juni bis August
Hauptinhaltstoffe: Schleimstoffe, in der Wurzel Stärke, Zucker, Pektine, Mineralstoffe
Wirkungen: schleimlösend und reizlindernd bei Husten, bei Magenentzündungen und bei Entzündungen des Mund- und Rachenraums

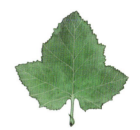

Eisenkraut *(Herba Verbenae)*
Verwendet wird das Kraut.
Vorkommen: wildwachsend
Blütezeit: Juni bis September
Hauptinhaltstoffe: Iridoidglykoside (Verbenalin), ätherisches Öl, Gerbstoffe, Kieselsäure, Bitterstoffe, Schleimstoffe
Wirkungen: Tonikum, nervenstärkend, östrogene Wirkung, stimuliert die Gebärmuttermuskulatur und die Milchsekretion, zur Geburtsvorbereitung und bei PMS

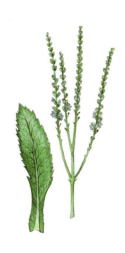

Pflanzenregister / E – H

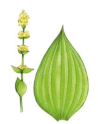

Enzian *(Radix Gentianae)*
Verwendet wird die Wurzel.
Vorkommen: wildwachsend, allerdings geschützt!
Blütezeit: Juli bis August
Hauptinhaltstoffe: Bitterstoffe
Wirkungen: Magen-, Darm- und Gallenbeschwerden, appetitanregend, verdauungsfördernd
Achtung: Während der Schwangerschaft kontraindiziert!

Fenchel *(Fructus Foeniculi)*
Verwendet werden die Früchte und das ätherische Öl.
Vorkommen: im Mittelmeerraum zuhause, bei uns findet man ihn gelegentlich verwildert.
Blütezeit: Juli bis September
Hauptinhaltstoffe: ätherisches Öl
Wirkungen: Hustenmittel als Expectorans, Magen- und Darmbeschwerden, Karminativum, Spasmolytikum, beruhigend für Kinder, regt die Milchbildung an
Achtung: Das ätherische Öl ist während der Schwangerschaft kontraindiziert!

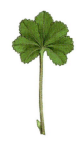

Frauenmantel *(Herba Alchemillae)*
Verwendet wird das Kraut.
Vorkommen: wildwachsend
Blütezeit: Mai bis August
Hauptinhaltstoffe: Gerbstoffe, Bitterstoffe, ätherisches Öl, Flavonoide
Wirkungen: Wechselbeschwerden, Menstruationsbeschwerden, Geburtsvorbereitung

Goldrute *(Herba Solidaginis)*
Verwendet wird das Kraut.
Vorkommen: wildwachsend

Blütezeit: August bis Oktober
Hauptinhaltstoffe: ätherisches Öl, Gerbstoffe, Saponine, Bitterstoffe, Flavonoide
Wirkungen: diuretisch, adstringierend, Antioxidans, stoffwechselanregend, Nieren- und Blasenetzündungen, Hauterkrankungen, Rheuma, Gicht, Magen- und Darminfekte bei Kindern
Achtung: Nicht bei eingeschränkter Herz- oder Nierenfunktion anwenden!
Während der Schwangerschaft kontraindiziert!

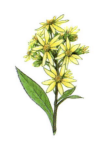

Graswurzel oder Quecke *(Radix Graminis)*
Verwendet wird die Wurzel.
Vorkommen: wildwachsend
Blütezeit: Juni bis August
Erntezeit: im Frühjahr
Hauptinhaltstoffe: Kohlenhydrate, Kieselsäure, Schleimstoffe, Saponine, Kalium, Eisen, Vitamin A und B, organische Säuren
Wirkungen: Katarrhe der oberen Atemwege, Lungenleiden, stoffwechselanregend, harntreibend, Rheuma, Gicht, Nieren- und Blasenentzündungen, entwässernd, entschlackend,
Achtung: Nicht bei eingeschränkter Herz- oder Nierenfunktion anwenden!
Während der Schwangerschaft kontraindiziert!

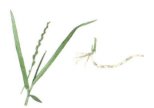

Hagebutte *(Fructus Cynosbati)*
Verwendet werden die Früchte.
Vorkommen: wildwachsend
Blütezeit: Juni bis Juli
Hauptinhaltstoffe: Vitamin C und andere Vitamine, Mineralstoffe, Fruchtsäuren, Flavonoide, Gerbstoffe und Zucker
Wirkungen: immunsystemstärkend, bei Erkältungskrankheiten, gegen Infektionen

Pflanzenregister / H – J

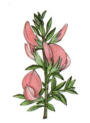

Hauhechel *(Radix Ononidis)*
Verwendet wird die Wurzel.
Vorkommen: wildwachsend
Blütezeit: Juni bis August
Erntezeit: im Herbst
Hauptinhaltstoffe: ätherisches Öl, Flavonoide, Gerbstoffe, Saponine
Wirkungen: Diuretikum, Hauterkrankungen, Gicht, Rheuma, Nieren- und Blasenleiden
Achtung: Nicht bei eingeschränkter Herz- oder Nierenfunktion anwenden!
Während der Schwangerschaft kontraindiziert!

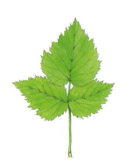

Himbeerblätter *(Folium Rubi ideae)*
Verwendet werden die Blätter.
Vorkommen: wildwachsend
Blütezeit: Mai bis Juni
Hauptinhaltstoffe: Gerbstoffe
Wirkungen: adstringierend, immunsystemstärkend, stärkend auf die Gebärmuttermuskulatur, zur Geburtsvorbereitung, bei Erkältungen und gegen Durchfall

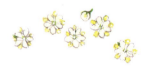

Holunder *(Flos Sambuci)*
Verwendet werden die Blüten und die Beeren.
Vorkommen: wildwachsend
Blütezeit: Mai bis Juli
Hauptinhaltstoffe: ätherisches Öl, Glykoside, Flavonoide, Gerbstoffe und Schleimstoffe, Früchte: Vitamine und Mineralien
Wirkungen: schweißtreibend und fiebersenkend, stärkend, immunsystemstärkend, vorbeugend gegen Erkältungen und Infektionen
Die unreifen Beeren sind schwach giftig!

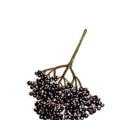

Hopfen *(Strobuli Lupuli)*
Verwendet werden die Hopfenzapfen (weibliche Blüten) und die Drüsenschuppen.
Vorkommen: wildwachsend und Kulturen
Blütezeit: Sommer
Erntezeit: Spätsommer
Hauptinhaltstoffe: Bitterstoffe, Harz, ätherisches Öl, Mineralstoffe, Flavonoide
Wirkungen: beruhigend, entspannend, schlaffördernd, appetitanregend, nervöse Beschwerden

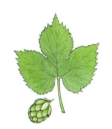

Ingwer *(Radix Zingiberis)*
Verwendet wird die Wurzel.
Vorkommen: in Asien heimisch
Hauptinhaltstoffe: ätherisches Öl, Scharfstoffe
Wirkungen: antiemetisch, blähungstreibend, kreislaufstimulierend, hustenlindernd, entzündungshemmend, antiseptisch, durchblutungsfördernd, wärmend, bei Verdauungsstörungen, Erkältungskrankheiten, Atemwegserkrankungen, Reisekrankheit und Schwangerschaftserbrechen

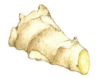

Johanniskraut *(Herba Hyperici)*
Verwendet wird das ganze Kraut mit den Blüten und das Öl.
Vorkommen: wildwachsend
Blütezeit: Juni bis September
Hauptinhaltstoffe: ätherisches Öl, Flavonoide, Gerbstoffe, Hypericin
Wirkungen: antidepressiv, entspannend
Johanniskrautöl wird aus den Blüten gewonnen und äußerlich bei leichten Verbrennungen, Sonnenbrand, Narbenbehandlung, Wundbehandlung, Verletzungen angewendet.
Nebenwirkungen: Macht die Haut lichtempfindlicher gegen UV-Strahlen, setzt in hohen Dosen die Wirksamkeit der Antibabypille herab!

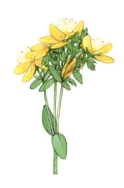

Pflanzenregister / K – L

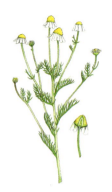

Kamille *(Flos Chamomillae)*
Verwendet werden die Blüten und das ätherische Öl.
Vorkommen: wildwachsend
Blütezeit: Mai bis Juni
Hauptinhaltstoffe: ätherisches Öl (Chamazolen), Flavanoide, Cumarine
Wirkungen: entzündungshemmend, spasmolytisch, beruhigend, bei Magen- und Darmentzündungen, Magenkrämpfen, Übelkeit, Erbrechen, Blähungen, Menstruationsschmerzen, zur Wundheilung, bei Unruhe und Zahnen von Babys

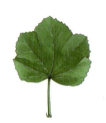

Käsepappel *(Folium und Flos Malvae)*
Verwendet werden die Blätter und die Blüten.
Vorkommen: wildwachsend
Blütezeit: Juni bis August
Hauptinhaltstoffe: Pflanzenschleim, ätherisches Öl, Gerbstoffe
Wirkungen:
Blüten: schleimlösend und reizstillend bei Husten
Blätter: entzündungshemmend, zur Wundheilung und bei Entzündungen im Magen und Darm

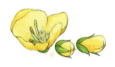

Königskerze *(Flos Verbasci)*
Verwendet werden die Blüten.
Vorkommen: wildwachsend
Blütezeit: Juni bis August
Hauptinhaltstoffe: Schleimstoffe, Saponine, Flavonoide, Iridoide, ätherisches Öl
Wirkungen: schleimlösend und reizlindernd bei Husten

Kümmel *(Fructus Carvi)*
Verwendet werden die Früchte und das ätherische Öl.
Vorkommen: aus Kulturen oder wildwachsend
Blütezeit: Mai bis Juli

Hauptinhaltstoffe: ätherisches Öl
Wirkungen: bei Magen- und Darmbeschwerden, appetitanregend, Karminativum, verdauungsfördernd, als Hustenmittel, bei Menstruationsbeschwerden, bei Gallen- und Leberleiden

Lavendel *(Flos Lavandulae)*
Verwendet werden die Blüten und das aus ihnen gewonnene ätherische Öl.
Vorkommen: Mittelmeerraum, wildwachsend und als Kultur- und Gartenpflanze
Blütezeit: Juli bis August
Hauptinhaltstoffe: ätherisches Öl, Gerbstoffe, Flavonoide, Cumarine
Wirkungen: beruhigend, entspannend, antibakteriell, antiseptisch, bei Schlafstörungen, Stress und Depressionen, als Antioxidans, gegen Blähungen, Kopfschmerzen und Muskelverspannungen, äußerlich bei leichten Verbrennungen, Sonnenbrand, Ausschlägen, Insektenstichen und zur Wundheilung

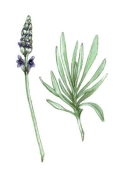

Lindenblüten *(Flos Tiliae)*
Verwendet werden die Blütenstände mit Hochblatt.
Vorkommen: wildwachsend
Blütezeit: Sommer
Hauptinhaltstoffe: ätherisches Öl, Flavonoide, Schleimstoffe, Gerbstoffe, Pflanzensäuren
Wirkungen: schweißtreibend und fiebersenkend, Abwehrkräfte aktivierend – vor allem bei Kindern

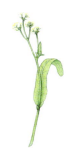

Löwenzahn *(Radix und Folium Taraxaci)*
Verwendet werden die Wurzel und die Blätter.
Vorkommen: wildwachsend
Blütezeit: März bis April

Pflanzenregister / M

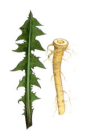

Hauptinhaltstoffe: Vitamine, Bitterstoffe, Flavonoide, Gerbstoffe, Kalzium, Carotine
Wirkungen: verdauungsfördernd, entschlackend, Niere und Leber aktivierend, positive Wirkung auf das Bindegewebe, tonisierend
Die Stängel sind in rohem Zustand für Kinder leicht giftig!

Mariendistel *(Fructus Cardui mariae)*
Verwendet werden die Früchte.
Vorkommen: Garten- und Kulturpflanze, in Südeuropa, Kleinasien und Nordafrika heimisch
Blütezeit: Juli bis August
Erntezeit der Früchte: August bis September
Hauptinhaltstoffe: Silymarin (ein Flavonoidgemisch), Bitterstoffe, ätherisches Öl
Wirkungen: Leberschutz, bei akuten Leberschäden

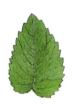

Melisse *(Folium Melisse)*
Verwendet werden die Blätter
Vorkommen: Mittelmeerraum, Kultur- und Gartenpflanze
Blütezeit: Juni bis August; **Erntezeit:** vor der Blütezeit!
Hauptinhaltstoffe: ätherisches Öl, Mineralstoffe, Gerbstoffe, Bitterstoffe, Flavonoide
Wirkungen: beruhigend, entzündungshemmend, antiviral, spasmolytisch; bei innerer Unruhe, Schlafstörungen, Stress, nervösem Magen, Wechselbeschwerden
Ätherisches Melissenöl: Wird durch Wasserdampfdestillation gewonnen und ist sehr teuer, es kann zu Verwechslungen mit Lemongras kommen, das auch Indische Melisse genannt wird, aber in seiner Wirkung nicht mit der echten Zitronenmelisse zu vergleichen ist.

Mistel *(Herba Visci albi)*
Verwendet werden Blätter, Zweige, Beeren
Vorkommen: wildwachsend, auf Nadel- und Laubbäumen
Blütezeit: März bis April (Beeren: Dezember)
Erntezeit: im Herbst
Hauptinhaltstoffe: Viscotoxine, Lectine, Flavonoide, Schleimstoffe, organische Säuren, biogene Amine, Polysaccharide
Wirkungen: blutdruckregulierend, immunsystemstärkend, immunmodulierend

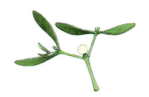

Mönchspfeffer *(Fructus Agnus casti)*
Verwendet werden die Früchte.
Vorkommen: im Mittelmeerraum und in Asien heimisch
Erntezeit: im Herbst
Hauptinhaltstoffe: ätherisches Öl, Alkaloide, Flavonoide, Iridoide
Wirkungen: progesteronähnliche Wirkung, menstruationsregulierend, fördert die Milchsekretion; bei unregelmäßigem Zyklus, Unfruchtbarkeit aufgrund von Progesteronmangel, Menstruationsbeschwerden

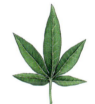

Mutterkorn *(Claviceps purpurea)*
Verwendet werden die isolierten und halbsynthetischen Alkaloide.
Vorkommen: Pilz auf Roggen
Hauptinhaltstoffe: Mutterkornalkaloide (Ergotamin, Dihydroergotamin, Ergotoxin) leiten sich von der Lysergsäure ab.
Wirkungen: gefäßverengend, venentonisierend, psychotrop, uteruserregend, abortativ, kontrahierend; Verwendung zur Förderung der Wehentätigkeit, bei Migräne, Thrombosen, Bluthochdruck, Parkinsonismus

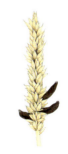

Akute Vergiftungssymptome: Erbrechen, Bauchschmerzen, Kribbeln in den Extremitäten, erweiterte Pupillen, Speichelfluss, Schweißausbrüche, Augenflimmern, Pulsverlangsamung, Schwindel, Krämpfe, Lähmungserscheinungen, Tod durch Kreislaufkollaps
Chronische Vergiftungssymptome:
gangränöse Form: schmerzhafte arterielle Durchblutungsstörungen der Extremitäten, Gewebsnekrosen, Absterben der Gliedmaßen
Konvulsive Form: schmerzhafte Krämpfe, zentralnervöse Störungen, Uteruskontraktionen

Nelken *(Flos Caryophylli)*
Verwendet werden die Blütenstände und das ätherische Öl.
Vorkommen: Philippinen, Malaysia
Hauptinhaltstoffe: ätherisches Öl (Eugenol), Gerbstoffe, fettes Öl, Flavonoide
Wirkungen: desinfizierend für Mund- und Rachenraum, Schmerzmittel bei Zahnschmerzen, appetitanregend, wehenfördernd, menstruationseinleitend
Achtung: Während der Schwangerschaft sind vor allem das Öl, aber auch die Gewürznelken als Tee kontraindiziert!

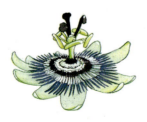

Passionsblume *(Fol Passiflorae)*
Verwendet werden die Sprossteile.
Vorkommen: in Nord-, Mittel- und Südamerika
Hauptinhaltstoffe: Flavonoide, Cyanoglycoside, Indolalkaloide
Wirkungen: beruhigend, krampflösend, bei nervöser Unruhe und Schlafstörungen, schmerzstillend, bei allen Arten von nervösbedingten Erkrankungen, krampflösend

Petersilienwurzel *(Radix Petroselini)*
Verwendet wird vor allem die Wurzel, aber auch die Blätter und die Samen.
Vorkommen: im Mittelmeerraum heimisch, bei uns Kulturpflanze
Hauptinhaltstoffe: ätherisches Öl, Flavonoide, Cumarine, Vitamine A, C und E, Eisen
Wirkungen: diuretisch, bei Gicht, Rheuma und Arthritis, menstruationsfördernd, abtreibend,
Achtung: Nicht bei eingeschränkter Herz- oder Nierenfunktion anwenden!
Darf nicht während der Schwangerschaft angewendet werden!

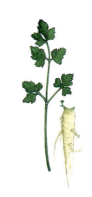

Pfefferminze *(Folium Menthae pip.)*
Verwendet werden die Blätter und das ätherische Öl.
Vorkommen: Kulturpflanze
Hauptinhaltstoffe: ätherisches Öl (Menthol), Flavonoide, Gerbstoffe, Bitterstoffe
Wirkungen: Magen- und Darmbeschwerden, Übelkeit, Erbrechen, Blähungen, Krämpfe, Menstruationsschmerzen; das ätherische Öl bei Kopfschmerzen und Erkältungen
Pfefferminztee sollte nicht über lange Zeit angewendet werden!

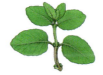

Preiselbeeren *(Fructus Vitis ideae)*
Verwendung nur als Saft oder in Tablettenform
Wirkungen: akute Blasenetzündungen oder als Prophylaxe bei häufig wiederkehrenden Blasenentzündungen

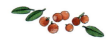

Primelwurzel *(Radix Primulae)*
Verwendet wird die Wurzel und teilweise die Blüten.

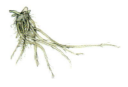

Pflanzenregister / P – S

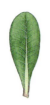

Vorkommen: wildwachsend, geschützt!
Blütezeit: März bis April
Hauptinhaltstoffe: Saponine, Flavonoide, ätherisches Öl, Kieselsäure, Gerbstoffe
Wirkungen: schleimlösend und reizlindernd bei Husten und chronischer Bronchitis als Tee oder Sirup

Ringelblume *(Flos Calendulae)*
Verwendet werden die Blüten und das Öl.
Vorkommen: Kultur- und Gartenpflanze, teilweise verwildert
Blütezeit: Juni bis Oktober
Hauptinhaltstoffe: Flavonoide, ätherisches Öl, Saponine, Carotinoide, Glykoside, Bitterstoffe, Schleime, organische Säuren, Xanthophylle
Wirkungen: Wundbehandlung, Säulingspflege, Entzündungen von Haut und Schleimhaut, Hautunreinheiten
Kann Allergien auslösen (Korbblütler)!

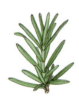

Rosmarin *(Folium Rosmarini)*
Verwendet werden die Blätter und das ätherische Öl.
Vorkommen: im Mittelmeerraum heimisch
Blütezeit: März bis Mai
Hauptinhaltstoffe: ätherisches Öl, Gerbstoffe, Flavonoide, Bitterstoffe, Pflanzensäuren
Wirkungen: durchblutungsfördernd, tonisierend und anregend für den Kreislauf, bei Schwächezuständen, Kreislaufproblemen und niedrigem Blutdruck; bei Blähungen, Völlegefühl, Magen- und Darmbeschwerden; als Bad, Massageöl oder Einreibung bei Muskelverspannungen, Rheuma und Kreislaufschwäche; als Haarwasser bei Haarausfall
Rosmarintee und das ätherische Öl sind während der Schwangerschaft kontraindiziert!

Rotklee *(Flos Trifolii)*
Verwendet werden die Blüten.
Vorkommen: wildwachsend
Blütezeit: Mai bis September
Hauptinhaltstoffe: Isoflavonoide, ätherisches Öl, Cumarine, Cyanoglykoside
Wirkungen: phytoöstrogen, bei Wechselbeschwerden

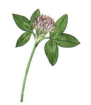

Sabalfrüchte oder Sägepalmenfrüchte
(Fructus Sabalis)
Verwendet werden die Früchte.
Vorkommen: Zwergpalme aus dem Süden der USA
Hauptinhaltstoffe: fettes Öl, ätherisches Öl, Carotin, Gerbstoffe, Flavonoide, Zucker, Sitosterin
Wirkungen: Blasen- und Prostataerkrankungen, Impotenz, Wechselbeschwerden, Entzündungen des Uterus, antiandrogen, entzündungshemmend, krampflösend, harntreibend
Während der Schwangerschaft kontraindiziert!

Salbei *(Folium Salviae)*
Verwendet werden die Blätter.
Vorkommen: Mittelmeerraum
Blütezeit: Juni bis August
Hauptinhaltstoffe: ätherisches Öl, Gerbstoffe, Bitterstoffe, Flavonoide
Wirkungen: entzündungshemmend, sekretionshemmend, adstringierend, desinfizierend, spasmolytisch; bei Magen- und Darmentzündungen, bei Entzündungen im Mund- und Rachenraum, zum Abstillen und bei Wechselbeschwerden
Achtung: Während der Schwangerschaft kontraindiziert (Thujon wirkt abtreibend)!
Nicht für längere Anwendung!

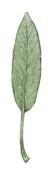

Pflanzenregister / S – T

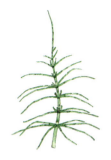

Schachtelhalmkraut oder Zinnkraut
(Herba Equiseti)
Verwendet wird das ganze Kraut.
Vorkommen: wildwachsend
Erntezeit: Frühsommer, da später Verwechslungsgefahr mit giftigen Schachtelhalmarten
Hauptinhaltstoffe: Kieselsäure, Kalium, Flavonoide, Saponine
Wirkungen: Diuretikum, Rheuma, Gicht, Stoffwechselbeschwerden, Hustenmittel, Erkrankungen der Nieren und Harnwege, positive Wirkung auf das Bindegewebe
Achtung: Nicht bei eingeschränkter Herz- oder Nierenfunktion anwenden!

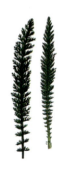

Schafgarbe *(Herba Millefolii)*
Verwendet wird das Kraut.
Vorkommen: wildwachsend
Blütezeit: Juni bis Oktober
Hauptinhaltstoffe: Bitterstoffe, ätherisches Öl, Gerbstoffe, Flavonoide, Mineralien
Wirkungen: desinfizierend, blutstillend, adstringierend, spasmolytisch, entzündungshemmend; als Bittermittel bei Magen- und Darmbeschwerden, zur Appetitanregung, bei Gallenleiden, bei starker Menstruation, bei Verletzungen zur Blutstillung
Achtung: Kann Allergien auslösen!

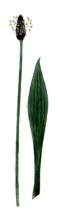

Spitzwegerich *(Folium Plantaginis)*
Verwendet werden die Blätter.
Vorkommen: wildwachsend
Blütezeit: Mai bis September
Hauptinhaltstoffe: Schleim, Bitterstoffe, Flavonoide, Kieselsäure, Aucubin
Wirkungen: antibiotisch, schleimlösend, Hustenreiz stillend; bei Erkrankungen der Lunge und der

Bronchien, lindert Schwellungen und Juckreiz bei Insektenstichen

Tausendguldenkraut *(Herba Centauri)*
Verwendet wird das ganze Kraut mit den Blüten.
Vorkommen: wildwachsend
Bei uns ist es allerdings geschützt und darf nicht gesammelt werden, es empfiehlt sich, es im Garten oder auf dem Balkon anzubauen.
Blütezeit: Juni bis September
Hauptinhaltstoffe: Bitterstoffe
Wirkungen: appetitanregend, verdauungsfördernd, regt die Magensaftsekretion an, menstruationsfördernd, entzündungshemmend
Achtung: Während der Schwangerschaft kontraindiziert!

Thymian *(Folium Thymii)*
Verwendet werden die Blätter oder das Kraut und das ätherische Öl.
Vorkommen: im Mittelmeerraum heimisch
Blütezeit: Mai bis August
Hauptinhaltstoffe: ätherisches Öl mit Thymol, Gerbstoffe und Flavonoide
Wirkungen: antiseptisch, spasmolytisch, menstruationsfördernd, tonisierend; bei Husten, bei Menstruations- und Geburtsschmerzen krampflösend, bei Magengeschwüren, bei Asthma und chronischen Infektionen der Atemwege, bei Heuschnupfen und Muskelschmerzen.
Achtung: Thymiantee und das ätherische Öl sollten während der Schwangerschaft nicht innerlich angewendet werden.

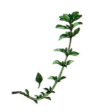

Pflanzenregister / T – Y

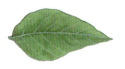

Tollkirsche *(Atropa belladonna)*
Verwendet werden die Früchte, die Blätter, die Wurzel und das Kraut.
Vorkommen: wildwachsend, giftig!
Blütezeit: Juni bis August
Hauptinhaltstoffe: Tropanalkaloide, vor allem Atropin, Flavonoide, Gerbstoffe
Vergiftungssymptome: Rötungen des Gesichts, Mundtrockenheit, beschleunigter Puls, Pupillenerweiterung, Schluckbeschwerden, Wahnvorstellungen und Halluzinationen, Tobsucht, Krämpfe, Tod durch Atemlähmung

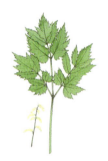

Traubensilberkerze *(Radix Cimcifugae)*
Verwendet wird die Wurzel.
Vorkommen: Nordamerika
Erntezeit: Herbst
Hauptinhaltstoffe: Triterpenglykoside, Isoflavone, Isoferulasäure, Gerbstoffe
Wirkungen: menstruationsfördernd, antirheumatisch, beruhigend, östrogen, bei Wechselbeschwerden, Gelenksentzündungen, Menstruationsbeschwerden
Achtung: Während der Schwangerschaft kontraindiziert!

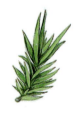

Wacholderbeeren *(Fructus Juniperi)*
Verwendet werden vor allem die Beeren, aber auch das Holz und die Zweigspitzen und das ätherische Öl aus Beeren und Holz.
Vorkommen: wildwachsend
Erntezeit: Oktober
Hauptinhaltstoffe: ätherisches Öl
Wirkungen: harntreibend, nierenspülend, antiseptisch, menstruationseinleitend, bei Rheuma, Husten, Harnwegsinfekten, Magen-, Darmbeschwerden
Ätherisches Wacholderöl: entschlackend
Als Räucherung: Wacholderholz, Wacholderspitzen

oder Wacholderbeeren, reinigend, schützend und heilend
Achtung: Nicht bei eingeschränkter Nierenfunktion anwenden!
Während der Schwangerschaft kontraindiziert!

Weißdorn *(Fructus, Folium, Flos Crataegi)*

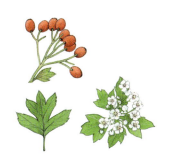

Verwendet werden Früchte, Blüten und Blätter.
Vorkommen: wildwachsend
Blütezeit: Mai bis Juni
Hauptinhaltstoffe: Flavonoide, Proanthocyane, Gerbstoffe, Cumarine, Amine, Triterpensäuren
Wirkungen: gefäßerweiternd, entspannend, stärkend für Herz und Kreislauf, Antioxidans, blutdruckregulierend, bei Angina pectoris, Herzrhythmusstörungen, chronische Herzinsuffizienz, durchblutungsfördernd fürs Gehirn

Wermut *(Herba Absinthi)*

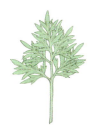

Verwendet wird das ganze Kraut mit den Blüten.
Vorkommen: wildwachsend
Blütezeit: Juni bis September
Hauptinhaltstoffe: Bitterstoffe, ätherisches Öl (Thujon), Gerbstoffe
Wirkungen: Magen-, Darm- und Gallenbeschwerden, appetitanregend, verdauungsfördernd, Blähungen, Völlegefühl
Achtung: Während der Schwangerschaft kontraindiziert!

Yamswurzel *(Radix Dioscoreae)*

Verwendet wird die Wurzel.
Vorkommen: Nordamerika
Erntezeit: Herbst
Hauptinhaltstoffe: Steroidsaponine, Phytosterole,

Alkaloide, Gerbstoffe, Stärke
Wirkungen: spasmolytisch, entzündungshemmend, schmerzlindernd, antirheumatisch, schweißtreibend, harntreibend, progesteronähnlich, bei Eierstock- und Gebärmutterentzündungen, Wechselbeschwerden, Menstruations- und Wehenschmerzen
Achtung: Während der Schwangerschaft kontraindiziert!

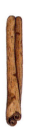

Zimt *(Cortex Cinnamomi ceylon)*
Verwendet wird die Rinde und das ätherische Öl aus Rinde oder Blättern.
Vorkommen: Ceylon
Hauptinhaltstoffe: ätherisches Öl (Zimtaldehyd und Eugenol), Gerbstoffe
Wirkungen: wärmend, blähungstreibend, krampflösend, antiseptisch, antiviral, blutzuckersenkend, menstruationsfördernd, gebärmutterstimulierend, wehenfördernd
Achtung: Während der Schwangerschaft sind das ätherische Öl und der Tee kontraindiziert!

Weitere Bücher im Christian Brandstätter Verlag

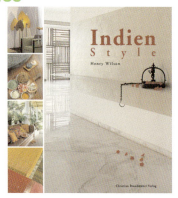

Henry Wilson
Indien Style
Format 24 x 27,5 cm
192 Seiten, ca. 200 Farbabbildungen

Ein Wohnbuch, so aufregend und vielfältig wie eine exotische Gewürzmischung!

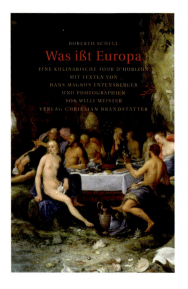

Roberto Schell & Hans Magnus Enzensberger
Was ißt Europa
Eine kulinarische Tour d'horizon
Format 21 x 31,5 cm
288 Seiten, ca. 260 Farbabbildungen

Dieses Buch ist eine Einladung an alle Liebhaber des Variantenreichtums europäischer Küchen, mit Hans Magnus Enzensberger eine kulinarische Rundreise durch unseren Kontinent zu unternehmen.

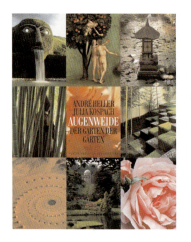

André Heller & Julia Kospach
Augenweide
Der Garten der Gärten
Format 24 x 32 cm
400 Seiten, ca. 500 Farbabbildungen

Das vielleicht beste Gartenbuch überhaupt: Eine inspirierende Bilderreise durch die schönsten Gärten der Welt.

Markus Metka & Thomas M. Walkensteiner
Anti-Aging Gourmet Kochbuch Nr. 1
Das Programm für ein neues Lebensgefühl
Format 20 x 27 cm
176 Seiten, ca. 200 Farbabbildungen

Lukullisch genießen und dabei jung und
gesund bleiben: Lassen Sie sich verführen
zu wirklich feinem und gesundem Essen!

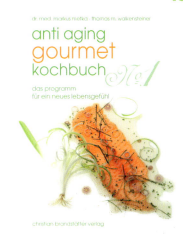

Josef Bernhard & Nadja Brandstätter
Das Glück kommt im Schlaf
Über das schönste Drittel des Lebens
Format 16,5 x 24 cm
160 Seiten, ca. 100 Farbabbildungen

Guter, entspannter und vor allem ausreichender
Schlaf ist ein Genuss, den man lustvoll erleben kann
wie gutes Essen oder ein Wellness-Wochenende.
Endlich ein Ratgeber, der den Schlaf als etwas
grundlegend Positives präsentiert!

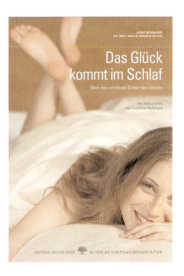

Maria Pieper
Naturkosmetik zum Wohlfühlen
Die Prinzipien der natürlichen Körperpflege
Format 21 x 27 cm
128 Seiten, ca. 100 Farbabbildungen

Schenken Sie (sich) Schönheit und Wohlbefinden
mit diesem höchst informativen und sorgfältig
gestalteten Buch.

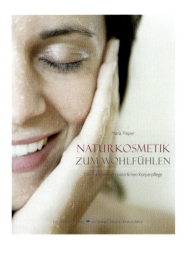

Wohlfühlapotheke / IMPRESSUM

Die Autorin

Sassa Marosi, Mag. pharm., Apothekerin in Wien. Wissenschaftliche Arbeit über „Hexenkräuter – Wissenschaft & Mythos"; Spezialgebiet Frauenheilkunde. Sassa Marosi versteht sich als „neue Hexe", die die weiblichen Traditionen der Kräuterheilkunde wiederbelebt. Zuletzt erschien ihr Buch *Die Heilkunst der Frauen. Kräuter im Zyklus des Lebens.*

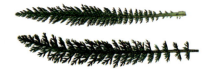

Die Illustratorin

Renate Habinger, seit 1975 als freischaffende Illustratorin tätig, 1997 Einrichtung der „PapierWerkstatt Schneiderhäusl"; zahlreiche Buchpublikationen, u.a. *Augentrost & Teufelskralle* (mit Rudi Palla) und Auszeichnungen, darunter der Österreichische Kinder- und Jugendbuchpreis 2007 für *Gaggalagu* (mit Michael Stavarič).

Bibliografische Information der Deutschen Nationalbibliothek
Die Deutsche Nationalbibliothek verzeichnet diese Publikation
in der Deutschen Nationalbibliografie; detaillierte bibliografische Daten sind im Internet über http://dnb.d-nb.de abrufbar.

1. Auflage

Illustration und graphische Gestaltung: Renate Habinger
Coverbild und Abbildungen auf den Seiten 17, 57 und 105:
Cathrine Stukhard
Lektorat: Angelika Reitzer
Reprografie: Pixelstorm, Kostal & Schindler OEG, Wien
Gedruckt in der EU.

Copyright © 2007 by Christian Brandstätter Verlag, Wien

Alle Rechte, auch die des auszugsweisen Abdrucks
oder der Reproduktion einer Abbildung, sind vorbehalten.
Das Werk einschließlich aller seiner Teile ist urheberrechtlich
geschützt.
Jede Verwertung ohne Zustimmung des Verlages ist unzulässig.
Dies gilt insbesondere für Vervielfältigungen, Übersetzungen,
Mikroverfilmungen und die Einspeicherung und Verarbeitung
in elektronischen Systemen.

ISBN 978-3-902510-34-1

Christian Brandstätter Verlag
GmbH & Co KG
A-1080 Wien, Wickenburggasse 26
Telefon (+43-1) 512 15 43-0
Telefax (+43-1) 512 15 43-231
E-Mail: info@cbv.at
www.cbv.at